T0349091

Epilepsia

verdades y mitos

Pablo Quiroga Subirana

Primera edición: noviembre, 2021

Salud y bienestar • Editorial Arcopress
Directora editorial: Ana Belén Valverde
Editora: Ángeles López
Maquetación: Fernando de Miguel

Imprime: Coria Artes Gráficas
ISBN: 978-84-18952-16-6
Depósito Legal: CO-743-2021
Hecho e impreso en España - *Made and printed in Spain*

La perseverancia es la virtud por la cual
todas las otras virtudes dan su fruto
Arturo Graf

Gracias a todas las personas quienes desde la sensibilidad
y la comprensión me escucharon e impulsaron a seguir adelante,
a mi familia, a mis amigos y compañeros, a mis pacientes,
a mis lectores cero que me animaron a no parar,
gracias a ustedes este libro ve la luz en momentos
llenos de ilusión y magia.

Índice

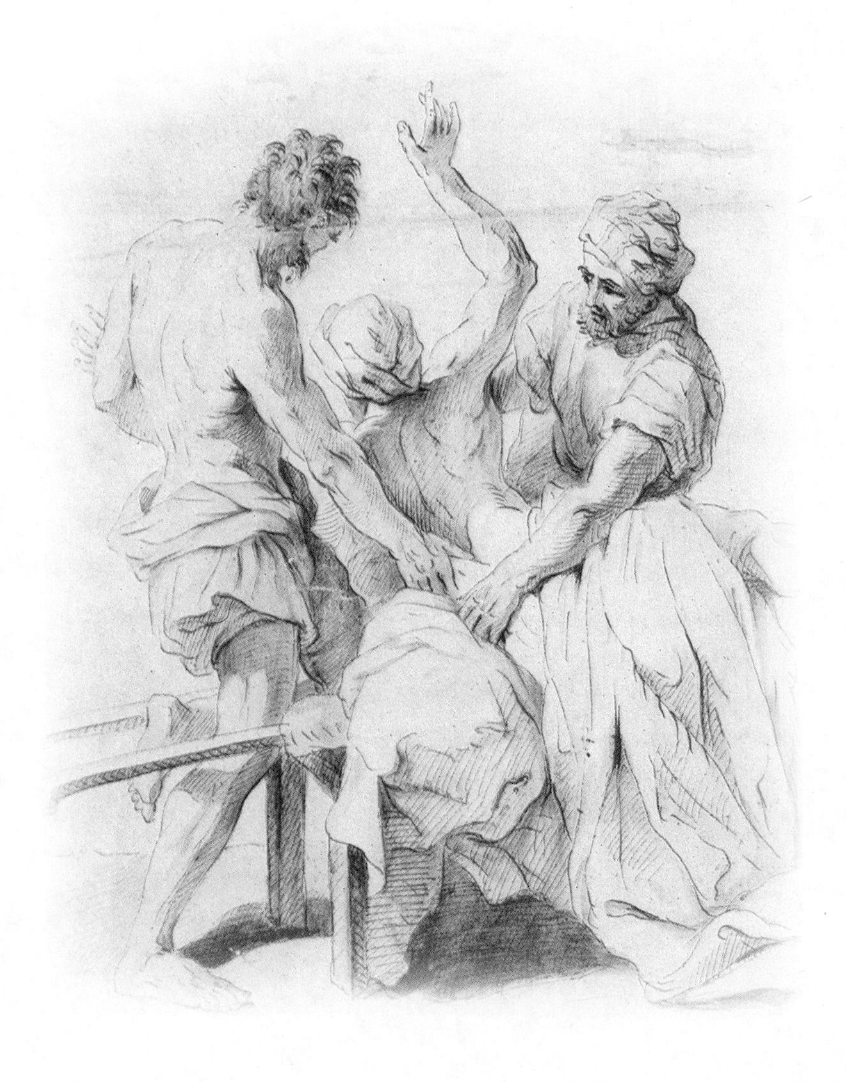

Una persona con epilepsia que tiene un ataque en una camilla, es atendida por dos hombres que intentan inmovilizarlo. Detalle de un dibujo a tinta atribuido a J. Jouvenet, s. XVII

Introducción

La idea de escribir este libro tomó forma poco antes de la aparición de la pandemia causada por el virus COVID-19. Al iniciar su redacción, gran parte de la población española y mundial nos vimos sumergidos en la incertidumbre y el caos parcial o total ocasionado por el virus. De pronto, las prioridades eran otras, mi atención tenía que estar donde más me necesitaban. Pero en mi cabeza las ideas seguían fluyendo para conseguir mi libro soñado que pudiese llegar a mis lectores. En los momentos que podía pensar en otra cosa diferente que no fuese el virus, brotaban las ideas y no paraba de tomar apuntes que me permitirían confeccionar palabra a palabra, capítulo a capítulo, mi manuscrito, y así, con ilusión, sin descuidar mi vocación de médico y sin apenas darme cuenta, este sueño se ha hecho realidad.

He querido realizar el libro que a mí me hubiese gustado leer para conocer las verdades y mentiras que me pudiesen ayudar a asumir de forma positiva y práctica la realidad si hubiese tenido epilepsia o para poder ayudar a un ser querido. Como neurólogo y neurofisiólogo clínico, soy consciente de que asumir el diagnóstico de epilepsia de forma positiva nos va a permitir:

— Gestionar el estrés personal y familiar que produce la incertidumbre del desconocimiento de una enfermedad nueva.
— Aceptar un tratamiento que permita su cumplimiento correcto para el control adecuado de la enfermedad.

— Conocer nuestras limitaciones para trabajar nuestras emociones y fortalecer nuestra autoestima que permita pasar de víctima a protagonista y así alcanzar nuestras metas, nuestros sueños, como poder formar una familia o conseguir un trabajo digno en nuestra sociedad.

Y si logramos todo lo anterior, te aseguro que podremos conseguir una calidad de vida similar o mejor al resto de la población.

Como ves, mi deseo es que adquieras un conocimiento de tal forma que te pueda ayudar si la aplicas a tu vida si eres una persona con esta enfermedad. Si no la padeces, el libro que tienes en tus manos te ayudará a contribuir con el propósito más importante de esta obra: comprender la enfermedad para ayudar a sacar de la sombra a las que la padecen. Vamos a echar por tierra mentiras relacionadas con mitos y leyendas que producen estigmas. Como experto en el tema, descubrirás en un lenguaje sencillo mi experiencia de todos estos años que me ha permitido estudiar y conocer muchos aspectos que lleva al rechazo a las personas con epilepsia y cómo podemos superar múltiples barreras. Mi propósito es poder enseñarte toda la información que nos permita gestionar estrategias que puedan ayudar a solucionar los problemas de quienes la sufren, de su familia y sus amistades. Si con este libro te puedo enseñar al menos una sola cosa que puedas aplicar a tu vida o inspirarte para que puedas ayudar de alguna forma, te prometo que me daré por satisfecho.

El libro se ha dividido en tres partes; para hacerlo ameno durante el desarrollo de cada capítulo te vas a encontrar con preguntas que tienen su respuesta basada en evidencias científicas con la finalidad de echar por tierra mitos y leyendas consolidadas con el paso del tiempo en mentiras que se han arrastrado y que tanto daño hacen a quienes padecen la enfermedad. La primera parte está dedicada a conocer la epilepsia y su recorrido en la historia como la enfermedad sagrada, la enfermedad de los mil nombres, la epilepsia como un estigma milenario. Vamos a conocer la definición y a qué llamamos epilepsia, ya que no todo lo que convulsiona es epilepsia y la epilepsia no solo es convulsión. Además, vamos a conocer ¿por qué creemos en lo que creemos?, ¿por qué nos formamos ideas, prejuicios y prototipos de las personas? Y descubriremos cómo y por qué se forman los estigmas y autoestigmas.

En la segunda parte, vamos a conocer verdades y mentiras que nunca te contaron sobre la epilepsia, que nos ayudarán a echar por tierra mitos y leyendas que llevan al rechazo y a la marginación. Mitos que se han consolidado con el paso del tiempo como por ejemplo:

Convulsionó y se tragó la lengua.

Sufrir epilepsia significa perder la conciencia, caer al suelo, convulsionar y echar espuma por la boca.

Las personas con epilepsia no pueden practicar deporte.

La epilepsia es una enfermedad mental progresiva e irreversible.

La epilepsia es contagiosa.

Las personas con epilepsia no pueden trabajar.

Las personas con epilepsia son agresivas, violentas y padecen locura.

Las mujeres con epilepsia no pueden tener hijos.

Los hombres con epilepsia no pueden tener hijos.

Las personas con epilepsia no pueden estudiar.

La epilepsia es mortal.

La epilepsia no tiene cura.

En la tercera parte, vamos a obtener el conocimiento indispensable para actuar ante una crisis epiléptica, aprenderemos medidas sencillas, pero eficaces, que nos harán sentir bien cuando veamos que podemos ayudar de forma correcta a una persona con una crisis epiléptica; si llega esa oportunidad, verás que lo va a agradecer eternamente. Además, en este apartado vamos a conocer aspectos médico-legales de gran ayuda que de alguna forma rigen los derechos y deberes de estas personas. Derechos que nos pueden ayudar a gestionar varias situaciones como, por ejemplo, conseguir un empleo en condiciones adecuadas a nuestras limitaciones. Y deberes que no podemos obviar, recordar aquello que dice: «La ignorancia de la ley no exime de su cumplimiento». Y ante todo, vamos a conocer estrategias que nos ayudaran a comprender aquello que dice: «Sé el cambio que quieras ver en el mundo». Aprenderemos a asumir que no hay nada mágico, que todo necesita un esfuerzo y perseverancia, que existen estrategias para conseguir cada paso que nos llevará a un cambio positivo en nuestro cerebro que se llama plasticidad neuronal, que nos ayudará a alcanzar nuestros sueños. Recuerda, todos podemos lograr nuestros objetivos, no hay nada imposible cuando tenemos la información que nos puede ayudar a construir un conocimiento sólido que nos permita trabajar nuestras emociones para vencer nuestras limitaciones, debemos cruzar aquella línea que nos limita, pasar de víctima a protagonista de nuestros logros.

Déjame decirte que este libro va dirigido a toda nuestra comunidad, a las que la padecen y a sus familiares, a nuestros colegios, al personal médico, a nuestras universidades, a nuestros cuerpos de seguridad, a nuestros pequeños y grandes empresarios, a nuestros medios de comunicación. Como estrategia, te recomiendo hacer una lectura rápida de todo el contenido y, una vez que lo hayas completado, podrás leerlo de nuevo y detenerte en los capítulos que más te hayan gustado, verás que vas a descubrir grandes lecciones de gran ayuda.

Ahora, paso a resumirte brevemente quién soy y el motivo de escribir este libro, que estoy convencido te será útil. Estudié la carrera de Medicina en una de las universidades más prestigiosas de mi país, la Universidad Mayor de San Andrés en la ciudad de La Paz, Bolivia. Guardo muy bonitos recuerdos como estudiante, ya que durante mi formación disfruté ejerciendo la docencia de auxiliar en la cátedra de Fisiología y Biofísica, además en la cátedra de Microbiología. Dicha docencia se consigue a través de un examen de competencia entre los mejores estudiantes. Tengo el grado académico de doctor en Medicina consiguiendo la calificación sobresaliente *cum laude* otorgado por la Universidad de Granada en España. Soy neurólogo y neurofisiólogo clínico, dos especialidades también realizadas en España a través de la vía MIR, que quiere decir formación a través de un examen de competencia a nivel nacional que permite la formación como médico interno residente. Durante mi formación, me otorgaron el reconocimiento de residente excelente por la excepcional trayectoria seguida durante el periodo de formación como especialista en Neurología, según se refleja en dicha mención de honor. Estas dos especialidades me han permitido conocer la epilepsia en profundidad a través de la investigación y la atención médica. Durante el desarrollo de mi profesión —más de 20 años de experiencia—, he visto las limitaciones y la marginación que sufren las personas con esta enfermedad. Marginación que acarrea reacciones negativas de no aceptación, logros académicos menores, pérdida de estatus que desacredita a la persona destruyendo oportunidades de trabajo y limita su integración a nuestra sociedad, motivos suficientes para escribir este manuscrito que pueda ayudar a estas personas y a sus familiares. Nos encontramos en un momento clave en el que podemos aportar nuestro granito de arena y unirnos a la campaña global «Epilepsia fuera de las sombras», mostrando una imagen más adecuada a la realidad de las personas con epilepsia y mediante ello poder fortalecer su autoestima dando a conocer sus capacidades potenciales que permitan su integración a nuestra sociedad. ¡Empezamos!

Los hombres creen que la epilepsia es divina,
simplemente porque no la entienden.
Pero si llamaran divino a todo lo que no entienden,
realmente las cosas divinas no tendrían fin.
Hipócrates (De morbo sacro)

Primera parte

La epilepsia desde sus orígenes, conocer qué es epilepsia, cómo y por qué se forman los estigmas y autoestigmas

La epilepsia, la enfermedad sagrada, la enfermedad de los mil nombres; la epilepsia, un estigma milenario

Una persona acaba de caer al suelo, tiene los ojos con la mirada perdida, los brazos y las piernas rígidas mientras emite sonidos que recuerdan la sensación de falta de aire y dificultad para respirar. Un profesional sanitario puede indicar que se trata de una crisis epiléptica. Un curandero, un sanador, un chamán, un charlatán pueden relacionarlo con un mal de ojo, con una maldición, una posesión demoniaca, un castigo divino e, incluso, por la posesión de un espíritu. Desde la antigüedad hasta nuestros días, según las tradiciones, costumbres y el desarrollo de una sociedad, la epilepsia se sigue relacionando con lo sobrenatural, con lo mágico, con lo divino o con lo sagrado, lo cual produce problemas graves, incluso más que la misma enfermedad. Para ayudar a las personas que la sufren no solo es necesario avanzar en el desarrollo de tecnologías como técnicas de neuroimagen o avances en genética, que permitirán un diagnóstico de certeza, o en el desarrollo de un medicamento o procedimiento quirúrgico, que controle las crisis. También debemos trabajar para que se conozca la enfermedad mostrando una imagen más adecuada a la realidad de estas personas.

Han pasado más de 2.400 años desde que Hipócrates escribió con sabiduría en su tratado *De morbo sacro* que el origen de la enfermedad se encuentra en el cerebro intentando eliminar creencias de lo sagrado y lo divino. Dejó escrito: «A mi parecer, esta enfermedad tiene tanta relación divina como las otras enfermedades no sagradas...», y concretaba con contundencia, «el cerebro es el culpable de esta enfermedad».

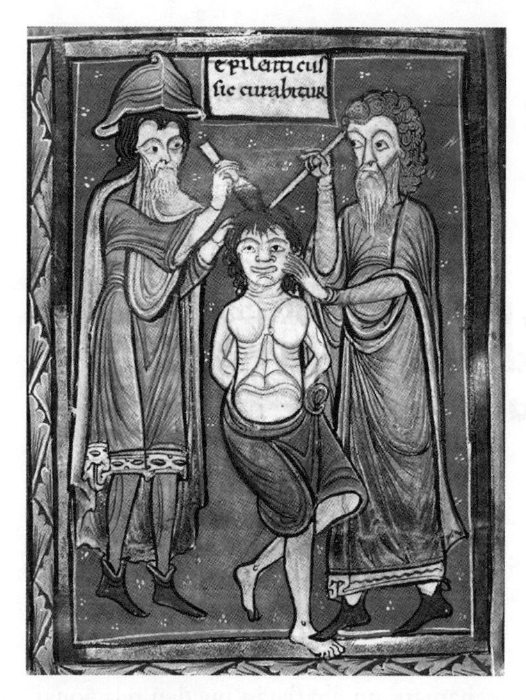

«Epilepticus Sic Curabitur» o la forma de curar a una persona con epilepsia. Ilustración del un manuscrito medieval del s. XII

También escribió: «Los hombres creen que la epilepsia es divina, simplemente porque no la entienden. Pero si llamaran divino a todo lo que no entienden, realmente las cosas divinas no tendrían fin». A pesar de los siglos, su tratado sigue siendo de infinita riqueza y gran actualidad.

Sin embargo, en la Edad Media se vuelven a establecer creencias relacionadas con el origen divino o con lo diabólico que reemplazan al conocimiento médico. Las personas con epilepsia vuelven a ser marginadas por las creencias divinas, mágicas y relacionadas con los demonios. Vuelven a ser maltratadas, escupidas para evitar contagios, sus vidas estaban marcadas, eran acosadas, estigmatizadas, despreciadas y castigadas como seres miserables.

Actualmente, a nivel mundial existen regiones marginales o en vías de desarrollo con culturas diversas donde persisten creencias y donde se sigue relacionando la epilepsia con un origen sobrenatural. Las personas de estas poblaciones reciben tratamiento según sus creencias y costumbres a base de hierbas, brujerías y plegarias. Siguen sufriendo el desprecio que conlleva al aislamiento y la marginación. Algo diferente y curioso sucede en la población Hmong del sudeste asiático, donde a las personas con esta enfermedad se les venera según explica Anne

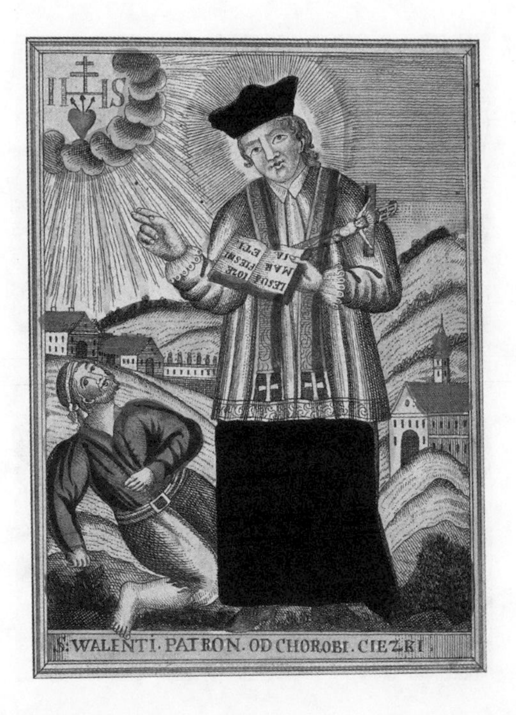

San Valentín bendiciendo a un hombre con «enfermedad que cae», un término histórico para alguien que ha tenido convulsiones. Grabado polaco del s.XVIII

Fadiman, ya que creen que a través de las crisis tienen la capacidad de percibir cosas que el resto no puede.

En los países desarrollados con alto nivel económico y una alta calidad de vida, podemos ver que las personas con epilepsia siguen sufriendo estigmas. El antídoto, la solución para este problema, está en la educación, en dar a conocerla empezando por nuestros hogares, nuestros colegios, las universidades, nuestra sanidad, nuestras fuerzas armadas, informar y concientizar a las pequeñas y grandes empresas para evitar el rechazo a las que la padecen.

La enfermedad de los mil nombres

Probablemente sea excesivo decir que es la enfermedad de los mil nombres, ¿o tal vez no? Sin embargo, cuando vemos la cantidad de nombres que ha recibido y recibe en diferentes momentos, en diferentes regiones, probablemente sea así.

A lo largo de nuestra historia ha recibido muchos nombres. De todos ellos, el más clásico, común y conocido desde la antigüedad es «la

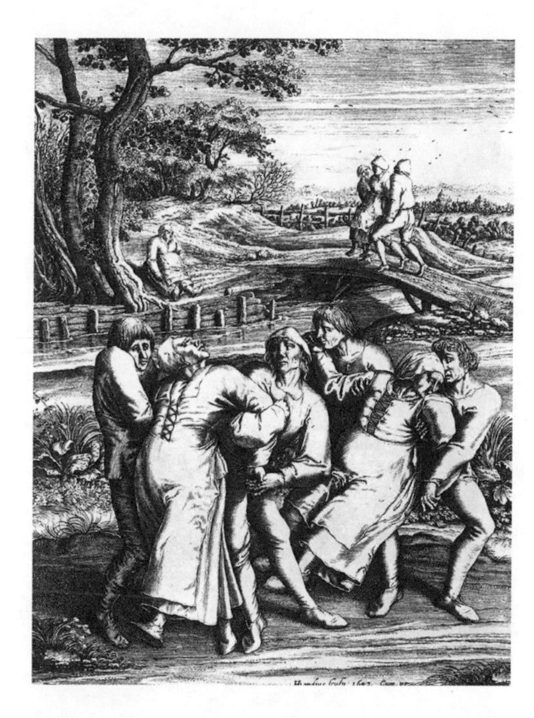

Peregrinación de las personas con epilepsia a la iglesia de Molenbeek. Grabado en cobre, 1642, por Henrick Hondius

enfermedad sagrada», por la relación con el castigo divino o la posesión demoniaca. Otro apelativo con el que se le conoce desde época muy antigua es el de «la enfermedad de la caída», haciendo referencia a una de las manifestaciones más espectaculares y llamativas provocadas por las crisis epilépticas, pero en realidad no la más frecuente.

En Egipto se conoce como *nesejet,* que traducido al español sería «peligro procedente de dios».

También encontramos nombres derivados del origen de los demonios, como *morbus demoniacus* («morbo demoniaco»), *morbus diabolicus* («enfermedad demoniaca»)...

De igual forma, ha recibido apelativos relacionados con lo sobrenatural o de tipo astral, como *morbus astralis*, *morbus lunaticus*, *morbus seleniacus*, *morbus mercurialis*, *morbus celestus* y *morbus sideratus*. Todos ellos atribuidos al influjo de los astros como la Luna y la diosa Selene que se relaciona con la mente. Se cuenta que la venganza de esta diosa producía calentamiento de la atmósfera durante la luna llena y como resultado ablandaba el cerebro y provocaba las crisis.

Morbus comitialis hace referencia a la aparición de ataques epilépticos durante el desarrollo de los comicios que obligaba a la suspensión

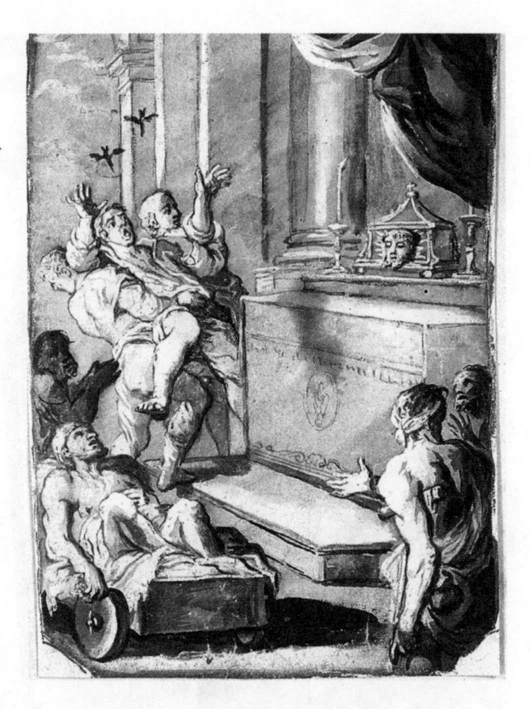

Un hombre que sufre la enfermedad de la epilepsia es sostenido frente a un altar en el que hay un relicario con el rostro de Cristo, varias personas enfermas también en el altar con la esperanza de una cura milagrosa. Acuarela del s. XVII

por considerarse de mal presagio. La asamblea no podía volver a reunirse hasta haber consultado a los augures, debiendo purificar el lugar y efectuando sacrificios a Júpiter.

En Francia, se le ha denominado «mal de Saint Jean» a partir del siglo XIV, especialmente en una zona que antiguamente recibía el nombre de la Picardía.

Nombres relacionados con algunos santos como *morbus san Valentinus*, que se relaciona con san Valentín, patrón por excelencia de las personas con epilepsia.

En África, se conoce como *kifafa e*n swahili y sus síntomas se relacionan con maldiciones familiares, conjuros e incluso posesiones demoniacas que resuelven con brujería, hierbas y plegarias.

Alferecía o perlesía son dos nombres muy comunes en el ámbito hispano y con gran asentamiento en Hispanoamérica. Alferecía proviene del árabe *alfaligiyya* y a su vez del griego apoplejía, y se define en el *Diccionario de la lengua española* de la RAE como «Enfermedad, caracterizada por convulsiones y pérdida del conocimiento, más frecuente en la infancia, e identificada a veces con la epilepsia».

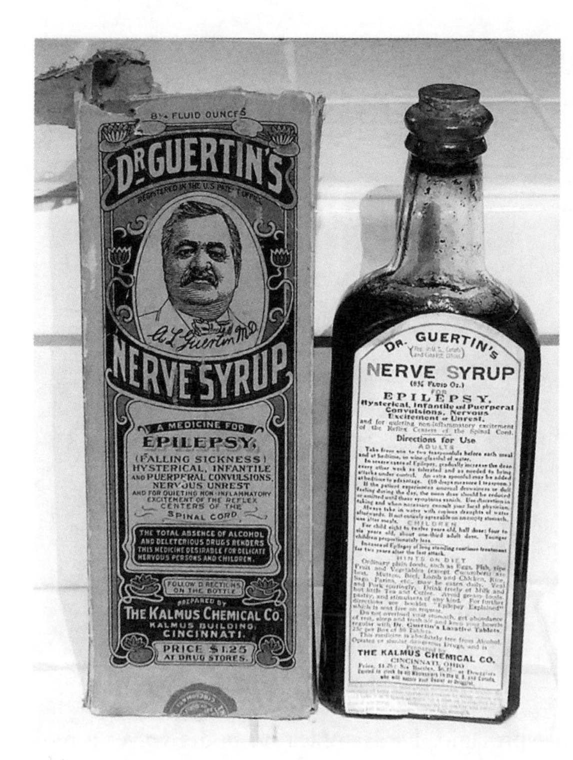

El «jarabe nervioso del Dr. Guertin», un medicamento patentado vendido a principios del s. XX, promovido como tratamiento para enfermedades del sistema nervioso y, en particular, como cura para la epilepsia, que acabó siendo prohibido como fraudulento. Un análisis químico de 1915 del jarabe encontró que era una solución de bromuro (potasio, sodio y amonio) mezclada con azúcar, glicerina y agua (coloreada)

En Bolivia, a unos 4 mil metros de altitud, un grupo indígena de chipayas la denomina como *tukuri*. Relacionan el origen o motivo a un mal de ojo o embrujos que penetra a la cabeza por la nariz, o también se relaciona como castigo por haber maltratado a la esposa o a la pareja. El tratamiento para este caso se realiza mediante rituales que reciben el nombre de Wilancha, para lo que se utilizan preparados de infusiones de insectos disecados y sangre de aves para aliviar el padecimiento.

Conceptos imprescindibles para comprender qué es la epilepsia

¿Qué es una crisis epiléptica?

La definición según la guía de la Sociedad Andaluza de Epilepsia (SAdE) y la *Guía oficial de práctica clínica de epilepsia de la Sociedad Española de Neurología* (SEN) define una crisis epiléptica como una «manifestación clínica como resultado de una descarga anormal y excesiva de un grupo de neuronas a nivel cerebral».

La manifestación clínica es aquello que podemos ver o que refiere una persona, en el caso de la epilepsia se inicia de forma brusca y puede incluir una variedad de alteraciones, como son: desconectarse o una ausencia, no siempre hay caída al suelo. Puede haber movimientos en la cara, brazos, piernas o el resto del cuerpo. Puede percibir cosas raras como luces, olores, sensación de miedo, sensaciones raras en el estómago que suben a la garganta, sensación de algo ya vivido, conocido en la literatura médica como déjà vu, todas estas manifestaciones están en relación con según qué parte o área del cerebro se vea afectada por la descarga anormal de ese grupo de neuronas que funcionan de forma excesiva y sincrónica.

En el año 2005, la International League Against Epilepsy (ILAE) y el International Bureau for Epilepsy (IBE) llegaron a un consenso para la definición de crisis epiléptica. Se propuso la siguiente descripción: «Una crisis epiléptica es un acontecimiento transitorio caracterizado por una serie de síntomas y signos debidos a una actividad cerebral neuronal excesiva o síncrona».

Por tanto, podemos resumir diciendo que una crisis epiléptica, por lo general, se presenta de forma brusca o súbita, que es transitoria y breve, que puede durar o segundos o uno o dos minutos. Aunque a la familia y a los amigos nos parezca una eternidad. Puede o no acompañarse de pérdida de conciencia. No siempre hay caída al suelo, no siempre hay convulsión y se puede manifestar de múltiples formas o síntomas como los que acabamos de comentar.

¿Haber presentado pérdida de conciencia, convulsión, en una crisis epiléptica es suficiente para considerar que una persona tiene la enfermedad?

La respuesta es no. Una convulsión, una pérdida de conciencia, una crisis epiléptica provocada o desencadenada por un hecho concreto como, por ejemplo, un golpe en la cabeza, o tras la ingesta de alcohol en exceso después de una fiesta, o después de la ingesta de drogas recreativas, después de la presencia de fiebre o una bajada de tensión arterial o síncope. En estos casos son hechos transitorios y momentáneos que se producen sobre un cerebro sin un condicionamiento anormal o patológico, por lo que no cumplen criterio de epilepsia.

¿Cuál es la definición de epilepsia?

Para responder a esta pregunta, que en muchas ocasiones crea duda, angustia e incertidumbre, vamos a revisar su definición, la cual también ha sufrido cambios con el paso del tiempo.

Antes de 2005, se consideraba epilepsia tras presentar dos crisis no provocadas de aparición espontánea separadas por más de 24 horas. Hay que recordar que en la pregunta anterior se hace referencia a crisis provocadas por un golpe en la cabeza, ingesta excesiva de alcohol o fiebre y no por ello se considera diagnóstico de epilepsia.

En 2005, se define como un trastorno del cerebro caracterizado por una predisposición duradera a generar crisis epilépticas repetidas y por las consecuencias neurobiológicas, cognitivas, psicológicas y sociales de esta condición.

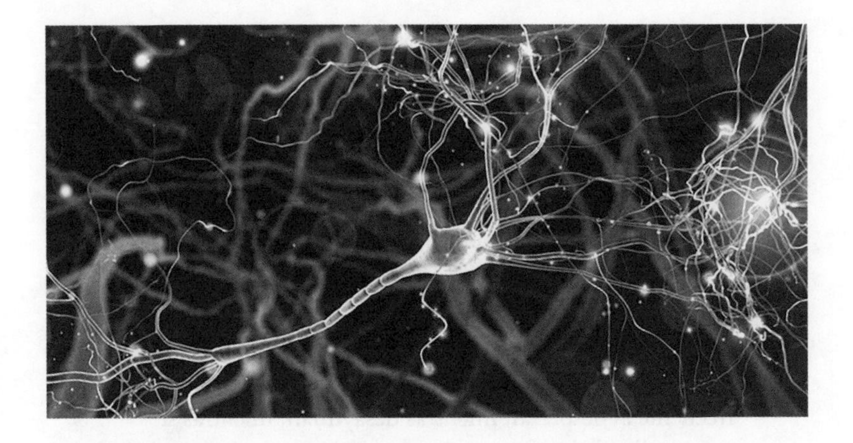

La ILAE hizo una nueva revisión de la definición en 2014 y dio un paso más proponiendo que fuera considerada una enfermedad caracterizada por una de las siguientes condiciones:

— Al menos dos crisis epilépticas no provocadas separadas por más de 24 horas.
— Una crisis epiléptica no provocada con la probabilidad de recurrencia de crisis en los siguientes 10 años de un 60%.
— Diagnóstico de un síndrome epiléptico.

El hecho de que se haya considerado como una enfermedad tiene connotaciones muy relevantes a la hora de valorar la gravedad y su impacto a nivel personal, médico y de nuestra sociedad.

En este apartado se hace necesario profundizar en algunos aspectos para su comprensión:

— Cuando se habla de «una sola crisis epiléptica no provocada con la probabilidad de recurrencia de crisis en los siguientes 10 años de un 60%». Esto quiere decir que debe existir un motivo para que se repita nuevamente la crisis y se dé la probabilidad de recurrencia, que es una condición para ser considerada como tal. Esto lo podemos ver, por ejemplo, en los siguientes casos: secuela o daño en el cerebro ocasionado por un golpe o traumatismo grave en la cabeza (golpe o accidente de tráfico, accidente de trabajo, etc.), daño cerebral por un infarto o ictus, por un tumor cerebral, una malformación cerebral (cavernoma, displasia cerebral), daño cerebral por una infección grave que ha dejado secuela como en una meningitis o meningoencefalitis.

— Cuando se habla de «diagnóstico de un síndrome epiléptico», aquí es necesario comprender que un síndrome epiléptico se entiende como una enfermedad que presenta un conjunto de características clínicas y electroencefalográficas, que son muy representativas de determinado tipo de epilepsia como, por ejemplo, la epilepsia mioclónica juvenil (EMJ). En estos pacientes, por ejemplo, podemos observar que describen o presentan movimientos bruscos del brazo, la mano, más frecuente al despertar, mientras desayunan, mientras se peinan. En el electroencefalograma encontramos una actividad epiléptica típica de punta-onda de distribución generalizada.

¿Cuándo debemos iniciar tratamiento con fármacos para evitar que se repitan las crisis?

Tras una primera crisis epiléptica, la decisión de iniciar o no el tratamiento con fármacos antiepilépticos es complejo. Debemos contemplar los riesgos de una recurrencia, el pronóstico del tipo de crisis, las ventajas o inconvenientes de iniciar un tratamiento crónico con fármacos antiepilépticos. Por lo general, la decisión se debe tomar conjuntamente entre el médico, el paciente, sus familiares o cuidadores.

La Academia Americana de Neurología (AAN) y las guías europeas, como la guía SAdE y la guía de la SEN, recomiendan que se debe realizar tratamiento al valorar los beneficios de la reducción del riesgo de una segunda crisis epiléptica con los riesgos farmacológicos y psicosociales del tratamiento. Por tanto, debemos conocer los predictores o las situaciones que suponen un mayor riesgo para que ocurra o se repita una crisis epiléptica como los siguientes:

— Presencia de crisis epilépticas durante el sueño por la noche.
— Daño cerebral previo con capacidad de producir crisis epilépticas.
— Exploración neurológica anormal.
— Presencia de actividad epiléptica en el estudio de electroencefalografía valorado por un experto.

— Presencia de una lesión en el cerebro que pueda producir crisis en el estudio de neuroimagen, como un TAC o una resonancia magnética cerebral, valorado por un experto como:
  — Lesiones isquémicas o hemorrágicas cerebrales.
  — Lesiones tras ciertos tipos de golpes en la cabeza o traumatismos cráneo-encefálicos.
  — Antecedente de cierto tipo de infección en el cerebro.
  — Determinados tumores en el cerebro.

¿Todas las crisis son iguales?

La respuesta es no. No todas las crisis son iguales; por lo general, las relacionamos con pérdida brusca de conciencia, espuma por la boca, convulsión, peligro inminente de tragarse la lengua, orinarse o defecarse. No siempre es así y tampoco son el tipo de crisis más frecuentes.

La ILAE, en la última revisión de la clasificación, comienza con la valoración de las manifestaciones iniciales clasificándolas como crisis epilépticas de inicio focal o parciales y de inicio generalizado. Si el inicio no está claro, o no se puede determinar, se denomina de inicio desconocido.

Crisis generalizadas	**Crisis focales**	**Origen desconocido**
Involucran redes neuronales en ambos hemisferios	Involucran redes neuronales localizadas en un hemisferio	Evidencia insuficiente para localizar origen focal o generalizado

Esto que parece tan sencillo no es fácil en la práctica clínica, pero es muy importante, ya que permite realizar un acercamiento al diagnóstico preciso para un tratamiento adecuado según el inicio de la crisis. Para hacernos solo una idea, hay varios trabajos científicos que muestran diagnósticos erróneos en la EMJ. Al inicio de las crisis, estos pacientes pueden presentar características clínicas de inicio focal que puede ser clasificada como crisis focales. El diagnóstico erróneo supone realizar un tratamiento no adecuado, sin efectividad, e incluso podemos empeorar las crisis que se revierten notablemente al reorientar el diagnóstico y realizar un tratamiento correcto.

Por tanto, no todas las crisis son iguales. Vemos que hay crisis que pueden tener un inicio en un área determinada del cerebro o focal o parcial o ser de inicio generalizado en ambos hemisferios cerebrales y cuando no podemos definir con exactitud, se clasifica como de origen desconocido.

Ejemplos de crisis de inicio generalizado

— Crisis caracterizada por desconexión brusca, seguido de ausencia de segundos de duración, se conocen como crisis de ausencia. Por lo general, no hay caída al suelo.
— Crisis caracterizada por desconexión brusca, caída seguida de extensión de miembros, en ocasiones al mismo tiempo se emite un grito y se sigue de convulsiones.

Ejemplos de crisis de inicio focal

Crisis caracterizada por desconexión o sensación de ausencia, la persona no responde aunque tenga los ojos abiertos, se puede seguir con movimientos de boca o movimientos de un lado de la cara, que puede acompañarse con desviar la cabeza a un lado, después, se sigue de aturdimiento o atontamiento, que puede durar minutos, en los cuales la persona esté confundida, desorientada, para posteriormente, manifestar sensación de cansancio extremo. En algunas ocasiones pueden llegar a convulsionar, en tales casos los neurólogos describimos lo anterior como crisis de inicio focal con generalización secundaria.

¿Podemos tener crisis epilépticas inducidas o desencadenadas al realizar una actividad mental compleja como escuchar música, realizar un cálculo matemático o contestar al teléfono?

La respuesta es sí. Se conocen como crisis reflejas o inducidas por procesos mentales superiores. Estas pueden presentarse en diferentes tipos de síndromes epilépticos y su reconocimiento es de gran importancia para el correcto diagnóstico que permitirá un tratamiento adecuado.

En este grupo podemos encontrar los siguientes tipos de crisis:

— Epilepsia inducida al escuchar música.
— Epilepsia inducida por praxis como el cálculo, la lectura, escritura o el dibujo.
— Epilepsia inducida con la comida, también conocida como *eating epilepsy*.
— Epilepsia inducida por el juego de ajedrez o los juegos de cartas.
— Epilepsia inducida por la toma de decisiones.
— Epilepsia inducida por el pensamiento.

Somos conscientes de los continuos avances en muchos campos de la medicina como en la genética, la inmunología, la electroencefalografía y las diferentes técnicas de neuroimagen como la resonancia magnética cerebral, que está llevando a conocer mejor nuestro cerebro y a realizar una clasificación de la enfermedad que está en constante cambio.

¿QUÉ SON LAS AURAS EPILÉPTICAS?

Carmen tiene diagnóstico de epilepsia del lóbulo temporal. Nos cuenta que en ocasiones tiene sensación de malestar en el estómago y nos dice: «Es el momento en que ya sé que tengo que buscar un lugar seguro donde sentarme o acostarme, porque la probabilidad de que me dé una crisis es alta». Ese malestar es lo que en términos médicos se conoce como

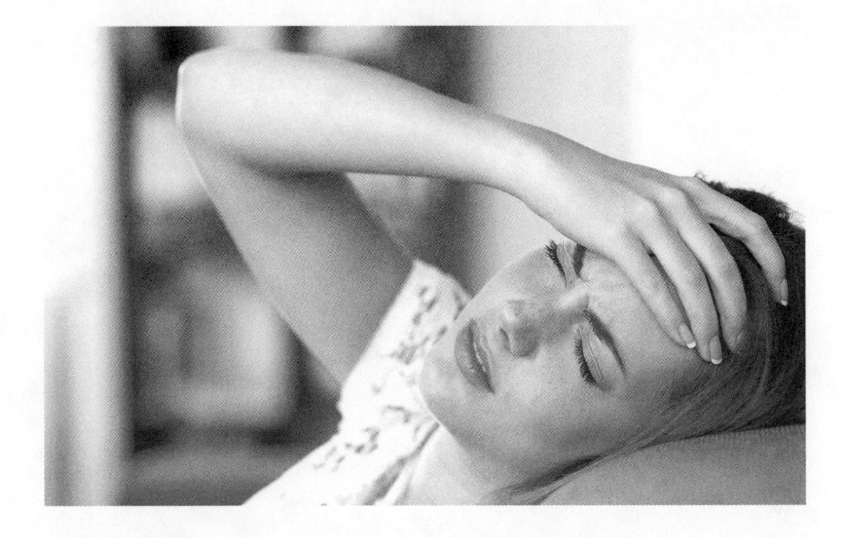

aura epiléptica. Un preaviso que puede desencadenar en una crisis parcial o generalizada.

La ILAE considera el aura epiléptica como la parte de la crisis que sucede en ocasiones antes de la pérdida de conciencia, aunque se mantiene el recuerdo. Puede manifestarse de muchas formas y no siempre se acompaña de desconexión o pérdida de conciencia. Es importante conocerlas ya que esto nos puede orientar al diagnóstico de crisis epilépticas sin necesidad de presentar desconexión del medio o tener una convulsión.

Las auras se describen como sensaciones premonitorias muy variadas. En ocasiones, estas sirven de alerta para resguardarse, avisar o prepararse antes de una crisis. Las auras pueden manifestarse de muchas formas como, por ejemplo, sensación de malestar abdominal desagradable que sube hacia la garganta o percepción de sonidos, de luces, de alteraciones como hormigueos, así como percibir calor, frío en la cara, torax, abdomen o en los miembros. Incluso percepciones psíquicas como *déjà vu*.

Todos estos conceptos nos ayudan a comprender que la epilepsia no es una entidad única, abarca un amplio espectro de trastornos neurológicos que pueden manifestarse de muchas formas según el área del cerebro afectada por el mal funcionamiento de un grupo de neuronas o redes neuronales.

¿Por qué creemos en lo que creemos?

Podemos crear un juicio de valor apresurado de una persona con muy poca información ante lo nuevo o ante lo que conocemos por oídas y que en realidad desconocemos. Nuestro cerebro funciona en cierta forma dentro de lo esperado como seres humanos, toma atajos con todos los riesgos que ello supone, tiene la capacidad de llegar a una rápida conclusión con muy poca información, siendo suficientes milésimas de segundos para ello. Podríamos decir que ese instinto inmediato es parte de un mecanismo de supervivencia inconsciente e irracional para valorar y tomar decisiones ante una posible amenaza o potencial peligro. Por lo tanto, es evidente que hacemos juicios de valor de forma constante que nos llevan a un auténtico sesgo donde influye lo que vemos, lo que escuchamos, prototipos, nuestras experiencias y percepciones.

Estas estrategias son verdaderos atajos mentales que nos permiten encontrar respuestas rápidas, aunque a menudo imperfectas. Pensar racionalmente de forma constante sería terriblemente lento y de tremendo esfuerzo con un importante gasto de energía. Nuestro cerebro ha aprendido a buscar atajos para evitar ese gasto de energía y es así como sobrevivimos. Nos resulta más fácil reconocer caras, prototipos, patrones y esto es algo que hacemos con agilidad, sin aparente esfuerzo. De esta forma, podemos entender que la mayoría de nuestras decisiones no se basan en un análisis racional, sino que son respuestas a patrones almacenados en nuestro cerebro.

Mamo Gutiérrez, un excelente actor del sur de Argentina, tras una espectacular actuación que me impact*ó* durante su charla TED «¿Por qué creemos en lo que creemos?», con gran sentido del humor nos invita a reflexionar sobre el prejuicio, la intolerancia y la información que recibimos, cómo y de quién, para formar una opinión e incluso poder juzgar.

Durante el desarrollo de su charla TED, Mamo presenta tres imágenes con dos tipos de personas: en la primera, aparece un hombre no muy mayor, canoso, mirada alegre y sonriente. Y un hombre joven, calvo, mirada tirante y expresión de enfadado. Y pregunta: «¿Cuál de estas dos personas es más confiable?». Luego, muestra la segunda opción: una mujer madura, rubia, coqueta y bien arreglada. Otra con la imagen de una mujer joven, casi desnuda y mirada provocadora. Y pregunta: «¿Cuál de estas dos personas es más espiritual?». Por último, una tercera imagen con dos personas: una mujer mayor canosa, mirada agradable y sonriente; al lado, un hombre de pelo rapado casi al cero, mirada disgustada que lo hace verse malo, y Mamo señala: «Una de estas dos personas robó en el supermercado», luego, pregunta: «¿Quién fue?». Obviamente, no lo sabemos, pero lo que sí sabemos es que muchos de los que seguían la presentación ya habían construido su juicio.

John Millburgh[1] en el desarrollo de su conferencia indica que un estudio de una «universidad reconocida» afirma que tardamos menos de un segundo en aceptar o rechazar a una persona en nuestro primer encuentro. Y que en menos de un segundo nuestra mente ya sabe si nos cae bien o no. Si queremos que se acerque o que se aleje, que hable o que calle. La decisión te quiero o no te quiero, confío en ti o no confío en ti, me atraes o no me atraes, está fundamentada por una enorme cantidad de argumentos que hemos ido acumulando a lo largo de toda nuestra vida. Vivencias, relatos, conversaciones, mitos, leyendas, verdades y mentiras. El modo en que cada uno de nosotros interpreta la realidad está condicionado por nuestra predisposición mental. Que a su vez está condicionada por todas las experiencias del pasado.

Prosigue John su conferencia. Hace un tiempo, en el Himalaya, un monje me dijo:

—John, ¿has ido alguna vez a las islas de Hawái?

—No —recibió el monje como respuesta.

—Pero ¿para ti existen? —viró el monje.

1 John es un personaje interpretado por el actor Mamo Gutiérrez y en realidad no es un académico norteamericano.

—Sí, claro —contestó John.

—¿Y cómo sabes que existen si nunca las has visto? — recalcó el monje.

—Bueno, pues porque las he visto en vídeos, documentales y demás imágenes —respondió John.

—De eso quería hablar —reflexionó el monje y continuó—, gran parte de lo que creemos no lo hemos conocido en primera persona. Nos lo han contado. Entendemos el mundo a partir de imágenes, relatos, notas de prensa, vídeos, películas y, sobre todo, los medios de comunicación masiva… Entonces, si nuestro modo de entender el mundo, y de habitarlo, depende de nuestras fuentes de información, más vale que sean fiables…

John prosigue su charla:

—Sin embargo, les traigo malas noticias. Un estudio de la Universidad de Morthens afirma que tres de cada cuatro artículos poseen serias inconsistencias. Otro artículo afirma que siete de cada diez periodistas, en lugar de investigar, prefiere ver Netflix. Hay otro estudio que sostiene que un estudio afirma que los estudios podrían no ser del todo fiables.

Y cierra:

—Hay un estudio que sostiene que ningún dato de los que fueron ofrecidos en esta charla son ciertos, que quien les habla no tiene 80 años, sino 33, que no nació en Estados Unidos de Norteamérica, sino en Argentina, que no es un académico, sino un actor.

John concluye diciendo que vivimos demasiado convencidos de que nuestro modo de ver el mundo «es la posta».

En los siguientes enlaces podemos encontrar la sesión completa de la charla TED:

— https://www.youtube.com/watch?v=PEI8DnypOvo

— https://www.serargentino.com/gente/asi-somos/por-que-creemos-en-lo-que-creemos

¿Sabías que la mayoría de las veces creemos en algo que nos contaron?

A todos nos ha pasado alguna ocasión que cuando nos presentan a una persona, en muy poco tiempo y sin saber bien el motivo, terminas haciendo una valoración que puede ser buena o mala, que te produzca simpatía, rechazo o desconfianza. Esto también puede pasar en situaciones en las que nos presentan a una persona y escuchamos que tiene epilepsia, palabra que puede ponerte en alerta. Dicha alerta nace de los prejuicios formados por el prototipo creado alrededor de estas personas y el verdadero desconocimiento que existe a raíz de las mentiras sobre leyendas, mitos y estigmas que terminan encasillando a las personas, de tal forma que te puede producir rechazo o desconfianza.

Estoy seguro de que en alguna ocasión has podido escuchar algo así:

— Convulsionó y se tragó la lengua, o casi se la traga.
— Sufrir epilepsia significa perder la conciencia, caer al suelo, convulsionar y echar espuma por la boca.
— Las personas con epilepsia no pueden practicar deporte.
— La epilepsia es una enfermedad mental progresiva e irreversible.
— La epilepsia es contagiosa.
— Las personas con epilepsia no pueden trabajar.
— Las personas con epilepsia son agresivas, violentas y padecen locura.
— Las mujeres con epilepsia no pueden tener hijos.
— Los hombres con epilepsia no pueden tener hijos.
— Las personas con epilepsia no pueden estudiar.
— La epilepsia es mortal.
— La epilepsia no tiene cura.

Y nos preguntamos, ¿por qué nos formamos una idea o impresión tan rápida? Existen estudios que tratan de justificar este hecho e indican que es parte de nuestra evolución como especie, que es un recurso adaptativo de defensa. Si juzgamos a la persona con epilepsia como peligrosa, violenta, que en cualquier momento puede tener una crisis convulsiva y que incluso se puede morir, nuestra primera reacción será de alerta, de huida para protegernos, ya que no nos gusta vivir situaciones desagradables. También es cierto que hacemos evaluaciones instantáneas para tomar decisiones de forma rápida, instintiva e inconsciente, que en muchas ocasiones están relacionadas con nuestras emociones, nuestros miedos y prejuicios. En este caso, sabemos que esta forma de reaccionar hacia estas personas se da por la falta de información adecuada, que conduce a un rechazo y miedo no fundamentado. Queda demostrado que nuestro cerebro está programado para llegar a una rápida conclusión con poca información, hacemos juicios de valor con grandes sesgos sin medir las consecuencias. Por este motivo, tenemos que ponernos a trabajar para reaccionar de forma diferente, llegar a comprender que la epilepsia es una enfermedad neurológica con determinadas características, a la cual no hay que temer. Tenemos que aprender a actuar ante una crisis. Verás que es sencillo, nos ayudará a actuar de forma adecuada ante una crisis sabiendo que no va a pasar nada. Debemos comprender que después de una crisis todo seguirá su camino, al fin y al cabo se trata de una enfermedad que puede afectar a cualquier persona.

En el intento de justificar los sesgos de valoración podemos decir que hay una parte positiva y otra negativa. Respecto de la parte positiva o punto a favor, podemos decir que se trata de un mecanismo de defensa que nos pone en alerta ante alguien que intuimos puede suponer un peligro. Como parte negativa o punto en contra, los prejuicios pueden estar limitando nuestras relaciones e interacciones sociales, creamos barreras que limitan la oportunidad de conocer a las personas más allá de ese sesgo, no estamos dándonos una oportunidad para conocerlas mejor. En este libro vamos a descubrir verdades sobre la epilepsia que nos permitirán echar por tierra mentiras que están haciendo mucho daño a las personas con esta enfermedad y a quienes atribuimos cualidades negativas que se forman por estereotipos. Ya verás qué sorprendente será descubrir grandes personas…

Lo que debemos conocer acerca del estigma y autoestigma

«¿Qué hice para merecer esta terrible desgracia?» fue la pregunta que me impactó al recibir la siguiente carta de una persona con epilepsia.

> «Agradecería que pudiera escucharme y darme un consejo; tengo 29 años y sufro crisis epilépticas desde los 8. Dicen que los jóvenes somos el presente y el futuro de nuestro país. Sin embargo, padecerlas me ha supuesto muchos problemas rompiendo mi presente y mi futuro. He perdido las ganas de volver a trabajar y de vivir. Perdí mi trabajo y amigos después de sufrir una crisis mientras trabajaba, todos quedaron horrorizados y ya nadie me ha vuelto a invitar a las reuniones de amigos. Mi jefe, con evasivas, negó la posibilidad de renovación de un nuevo contrato. Actualmente, mis crisis son más difíciles de controlar. Mi novia me dejó y veo a mis padres afligidos por mi situación. No sé qué hacer…».

«¿Qué hice para merecer esta terrible desgracia?»

El estigma que sufren es una preocupación que ha llevado a grandes instituciones a emprender proyectos con estrategias creativas para ayudarlas.

En 1997, un grupo de expertos[2] pusieron en marcha un ambicioso proyecto mundial denominado «Epilepsia fuera de las sombras».

Para conseguir este gran objetivo, desde entonces la estrategia más efectiva ha sido luchar unidos creando grupos en todos los rincones del mundo para «sacar de las sombras» y dar a conocer que el problema es uno de los trastornos neurológicos crónicos más frecuentes que afecta a personas de todos los países, todas las culturas, razas, edades y clases sociales. Enfermedad que acarrea grandes problemas relacionados con mentiras, mitos, leyendas y estigmas que llevan al rechazo y a la marginación de las personas que la padecen. Marginación que trae consigo reacciones negativas en la autoestima, de no aceptación, de pérdida de estatus que desacredita destruyendo oportunidades de trabajo e integración a nuestra sociedad. Las personas con epilepsia que cargan con todas estas dificultades sufren grandes problemas de autoestima.

Una autoestima en equilibrio supone la armonía en todos los aspectos de nuestra vida, así como nuestro nivel de autoconfianza, nuestra felicidad, nuestra paz interior, nuestra capacidad de relacionarnos con los demás, nuestra capacidad para el desarrollo y el éxito profesional que nos permitirá la superación constante permitiendo disfrutar del presente y alcanzar un futuro saludable. Los problemas con nuestra autoestima son la principal causa de la mayoría de los trastornos psicológicos con repercusión en nuestra salud, no solo individual, sino también en la integración social. Por tanto, debemos trabajar para fortalecer la autoestima de estas personas mostrando una imagen más ajustada a su realidad dando a conocer sus capacidades potenciales y ayudar a buscar soluciones que permitan su integración plena en nuestra sociedad. Trabajar la autoestima nos permitirá aceptar la enfermedad y llevar una vida más plena. Ser resilientes luchando para superar las barreras iniciales y focalizar la vida en explotar las fortalezas de uno mismo y en relación con el entorno.

2 Profesionales que pertenecen a instituciones conocidas mundialmente, como son: la Liga Internacional contra la Epilepsia (ILAE, International League against Epilepsy), la Oficina Internacional para la Epilepsia (IBE, International Bureau for Epilepsy) y la Organización Mundial de la Salud (OMS).

En 1963, el sociólogo canadiense Erving Goffman, en su reconocido ensayo titulado *Estigma, la identidad deteriorada, describe la noción sociológica del término como* pertenencia a un grupo menospreciado (grupo étnico, religión, nación, etc.). En su obra detalla que el estigma es una condición, un atributo, un rasgo o un comportamiento que hace que la persona con esas características sea incluida en una categoría o grupo social que puede generar una respuesta negativa de discriminación y se les vea como inaceptables o inferiores. Por tanto, el estigma se relaciona fuertemente con el atributo y el estereotipo.

La Real Academia de Española (RAE) define atributo como cualidad o característica propia de una persona o una cosa, especialmente algo que es parte esencial de su naturaleza. «La inteligencia y el lenguaje son atributos de los seres humanos». Además, símbolo que sirve para reconocer a una persona o cosa, «la balanza es el atributo de la justicia».

La RAE define estereotipo como una imagen o idea aceptada comúnmente por un grupo o la sociedad con carácter inmutable. Sin embargo, los estereotipos no siempre se ajustan a la realidad observando apelativos positivos, negativos o neutros y, en muchos casos, discriminatorios. Por ejemplo, los médicos tienen mala letra, las animadoras

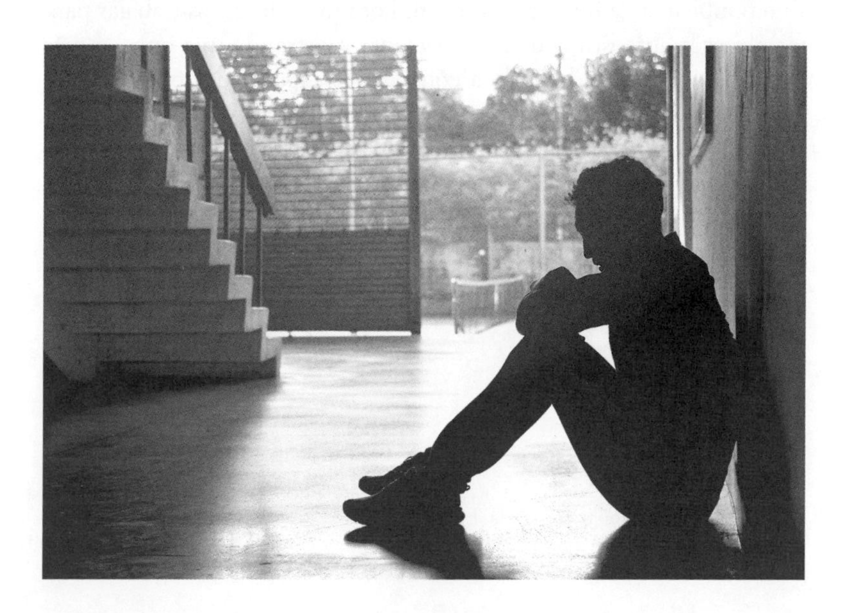

son guapas y atractivas, los abogados son serios, los presos son violentos. En el campo de las artes, inicialmente un estereotipo era una impresión tomada de un molde de plomo que se utilizaba en imprenta en lugar del tipo original. Cuando un estereotipo es despreciativo o discriminatorio, se convierte en un estigma, en una forma de fijar atributos en una sociedad que desacredita a las personas.

El concepto de estigma logra ver la luz gracias a los pensadores griegos; luego, durante el cristianismo se realizaron matices. Los griegos crearon el término estigma *(stígma)* para referirse a signos corporales para exhibir algo malo y poco habitual en el estatus moral de quien los presentaba. Los signos incluían cortes, quemaduras en el cuerpo, que hacían referencia a que esa persona era un esclavo, un criminal o traidor y a quienes se debería evitar.

Definición de estigma[3]:

1. Marca o señal en el cuerpo.
2. Desdoro, afrenta, mala fama.
3. Huella impresa sobrenaturalmente en el cuerpo de algunos santos extáticos, como símbolo de la participación de sus almas en la pasión de Cristo.
4. Marca impuesta con hierro candente, bien como pena infamante, bien como signo de esclavitud.
5. Botánica: cuerpo glanduloso, colocado en la parte superior del pistilo y que recibe el polen en el acto de la fecundación de las plantas.
6. Medicina: lesión orgánica o trastorno funcional que indica enfermedad constitucional y hereditaria.
7. Zoología: cada uno de los pequeños orificios que tiene el tegumento de los insectos, arácnidos y miriópodos, por los que penetra el aire en su aparato respiratorio, que es traqueal.

La palabra mito también tienen su origen del griego μύθος, *mythos*, «relato», «cuento», son narraciones que expresan las ideas ancestrales de un pueblo acerca del mundo en el cual vive. Las narraciones míticas tienen un origen oral y surgen de manera colectiva y anónima que a medida que se transmiten de generación en generación experimentan

3 De acuerdo con Diccionario de la lengua española, RAE.

transformaciones y estas transformaciones dan lugar a diferentes versiones. La RAE en la definición de mito en su cuarta acepción hace referencia al significado de mito como «persona o cosa a la que se atribuyen cualidades o excelencias que no tiene». En muchas ocasiones se les atribuye cualidades que no tienen. También, la definición de estigma en su cuarta acepción se refiere al significado como «marca impuesta con hierro candente, bien como pena, bien como signo de esclavitud». En la Edad Media, las personas que cometían algún acto criminal o infamia recibían como castigo una acusación pública que en ocasiones implicaba marcar con hierro candente a esa persona de tal forma que la sociedad lo pudiese reconocer. Mismo procedimiento se realizaba como marca o señal de esclavitud. En su sexta acepción, se hace mención y relación médica mediante una «lesión orgánica o trastorno funcional que indica enfermedad constitucional y hereditaria». Este término también se utiliza para indicar ciertos diagnósticos como el sida, la epilepsia o enfermedades mentales, que conllevan prejuicios marcados por nuestra sociedad.

Por tanto, el estigma conlleva suponer un estereotipo y atributos que asocia o relaciona a una persona con determinadas características indeseables que generan rechazo, que supone menoscabo, ofensa; que puede poner en aprietos o peligro, deshonrar, ocasionar vergüenza e incluso humillar. El estigma en personas con epilepsia es una etiqueta, una marca, es estar señalado y acarrea reacciones negativas de no aceptación y pérdida de estatus. El estigma es un fenómeno social, son víctimas de prejuicio, de una opinión desfavorable acerca de algo que se desconoce. Como podemos observar, se han formado mitos que arrastramos desde tiempos milenarios atribuyendo cualidades que no son ciertas y creando diferencias que la sociedad establece a partir de mentiras y creencias erróneas sobre la epilepsia.

Erving Goffman realiza una revisión extensa de un problema con vigencia actual valorando las distintas definiciones, como el estigma ejercido y el estigma percibido. Nos dice: «El "estigma ejercido" son actitudes o acciones reales de discriminación, de rechazo, de marginación con las consecuencias que ello conlleva. El "estigma percibido, sentido o imaginado" por la persona con epilepsia o por su familia son temores de que pueden suceder ciertos problemas que se han previsto, pero que en realidad aún no han sucedido». La percepción que la persona con epilepsia o la familia tiene puede deberse a la experiencia negativa de otras personas con la enfermedad y se pueden anticipar ante futuras posibilidades de situaciones de crisis imprevistas o de otras situaciones negativas del entorno que no han ocurrido y que se viven con mucha ansiedad, tensión y miedo. Analizando ambos estigmas, hay trabajos que relacionan con peor calidad de vida el estigma percibido, incluso más que la frecuencia o control de las crisis.

También podemos observar otros tipos de estigmas:

— El estigma interiorizado o aquel que es percibido por la persona con epilepsia y que refleja sus creencias, sentimientos, pensamientos y temores de considerarse diferente.
— El estigma interpersonal o aquel que ocurre en el desarrollo de las relaciones con los demás, dentro y fuera de la familia. En estas interacciones, la persona con epilepsia es tratada de manera diferente y negativa debido a su condición de padecer la enfermedad y puede ocurrir en el medio escolar o laboral.
— El estigma institucionalizado o aquel que ocurre cuando se recibe un trato diferente respecto a otros grupos de personas con características determinadas o específicas. En estos casos estamos hablando de discriminación legal como ocurre, por ejemplo, con:
— Políticas discriminatorias de empresas o compañías de seguros respecto a las personas con esta enfermedad.
— Prohibiciones para desarrollar carreras que supongan conducir determinados vehículos, como autobuses, trenes o aviones.
— Prohibiciones para despeñar profesiones que conlleven portar armas de fuego como puede ser pertenecer a la Policía, Guardia Civil o Fuerzas Armadas.
— Prohibiciones a donar sangre.

¿Qué es el autoestigma?

En este caso, la persona con epilepsia sufre un proceso desadaptativo, consigue atribuirse e interiorizar una etiqueta que se ha formado por actitudes del entorno social que es sumamente perjudicial. No solo considera que el estereotipo negativo que tiene nuestra sociedad sea cierto, sino que acepta dichos prejuicios sociales y los asume como suyos, los internaliza. El gran problema que ya se ha mencionado anteriormente es su relación directa con una peor calidad de vida, incluso más que la frecuencia o control de las crisis. Sin embargo, somos conscientes de la gran importancia que también tiene el control de las crisis.

¿Por qué se forman los estigmas?

Son muchos los factores que pueden influir en la formación de un estigma según la región, según la sociedad con su cultura que incluye modo de vida y costumbres. Pero sin duda, incluso en países desarrollados el motivo principal son los atributos, los estereotipos que se forman, lo que escuchamos y no contrastamos con la realidad creando prejuicios, aceptando estereotipos y creencias de imágenes o ideas asimiladas de generación en generación. Ingredientes básicos que están relacionados con la influencia de lo que escuchamos, lo que leemos, lo que vemos de las personas que tienen epilepsia en la literatura, en las obras de teatro, en los cuadros o pinturas de artistas de renombre, en los personajes de películas o de series de televisión o en las noticias sensacionalistas. En estos casos, se muestra que durante las crisis la persona tiene tendencia a un comportamiento agresivo, peligroso, que durante ellas se comportan de forma violenta o como poseídas, lo cual se adorna con desplazamientos de ambulancias, equipos médicos, policías, transeúntes afligidos y aterrorizados observando una crisis espectacular sin saber cómo actuar. Todo esto se convierte en prejuicios sociales suficientes para perpetuar mentiras sobre mitos, leyendas y estigmas que se arrastran desde tiempos inmemoriales hasta nuestros días.

Consecuencias de los estigmas en las personas con epilepsia

Son muchas las consecuencias. Entre ellas, cargar con una etiqueta, un estereotipo, la negación de capacidades, la sensación de culpabilidad, sufrir aislamiento, sufrir miedos a ser discriminados o rechazados, sufrir problemas con nuestras emociones, en definitiva, problemas de salud mental y física. Todo esto lleva a la marginación, a la exclusión con pérdida de oportunidades y dificultades para la inserción laboral y social.

¿Podemos echar por tierra o eliminar las mentiras relacionadas con mitos, leyendas y estigmas acerca de la epilepsia?

Por supuesto que sí. Algo de lo que estamos seguros es de que todo lo que se ha creado también puede destruirse o se puede modificar para bien. Echar por tierra las mentiras para ayudar es uno de los principales objetivos de este libro. Por consiguiente, esta obra quiere destacar que el estigma debe ser visto como una actitud que puede ser erradicada o modificada a través del conocimiento. No debemos olvidar que el conocimiento modula las conductas de nuestra sociedad hacia la salud o la enfermedad. Tenemos que llegar a toda nuestra sociedad empezando por nuestros hogares, nuestros colegios, nuestra sanidad, nuestras universidades, nuestros cuerpos de seguridad, nuestros pequeños y grandes empresarios y nuestros medios de comunicación. Estos últimos, junto con las redes sociales, son un potencial de gran ayuda para la difusión de información que pueden favorecer que un estigma se mantenga o perdure en el tiempo; pero también es cierto que, a su vez, son los instrumentos más potentes para contribuir a echar por tierra o eliminar las mentiras sobre la enfermedad y ayudar a erradicar los estigmas, es el momento de utilizar ese gran potencial. Cada sociedad utiliza diferentes instrumentos para forjar y determinar la tolerancia hacia distintas situaciones, ejemplo categórico de ello es el enorme esfuerzo que se hace para paliar la desigualdad de género que se ha divulgado por diferentes medios de comunicación, redes sociales y que, lentamente, ha logrado extenderse a nivel internacional con la finalidad de seguir en el camino para lograr los objetivos propuestos, un modelo a imitar.

Tu cerebro crea patrones y luego
nunca para de buscarlos
Thomas Czerner

Segunda parte

Verdades y mentiras que nunca te contaron sobre la epilepsia

Mito: convulsionó y se tragó la lengua

«¡Convulsionó y se tragó la lengua!» son los gritos de un niño que corre a contar a sus padres lo que acaba de ver. A pocos metros de distancia, en aquel inmenso parque soleado de domingo, un grupo de personas observan sobre el suelo a una joven convulsionando. Tiene los brazos y las piernas rígidas mientras emite sonidos que recuerdan a la sensación de falta de aire y desesperación por respirar. El novio pide ayuda, nadie se mueve, en la desesperación, primero, intenta meter los dedos en la boca para, luego, coger un bolígrafo que logra introducir entre los dientes… Quién no ha disfrutado de los paseos por un parque un día soleado de fin de semana tomado de la mano de la persona amada. Sin embargo, hay momentos que nos sorprenden, momentos breves pero que parecen eternos o de peligro inminente cuando nos encontramos ante la sorpresa de lo desconocido.

Desde tiempos antiguos arrastramos con nosotros mitos y leyendas como el que acabamos de leer, escuchamos «te puedes tragar la lengua si convulsionas o pierdes la conciencia». Esta creencia popular está tan extendida que nos puede llevar a producir daño al intentar prestar auxilio con procedimientos desesperados y peligrosos, como intentar meter objetos o los dedos en la boca para evitar que «se trague la lengua». Los expertos recomendamos informar a nuestros amigos, a nuestra pareja y a nuestros familiares de que tenemos epilepsia. Recomendamos informar cómo son nuestras crisis y qué debemos hacer en caso de tenerla. Toda información nos puede ahorrar momentos desagradables, momentos de susto en caso de sufrir una. Tenemos que sacar a la luz una enfermedad que no tiene por qué ser temida, no tiene por qué ser estigmatizada. Tenemos que conocer que es uno de los trastornos neurológicos crónicos más frecuentes que afecta a personas de todas las culturas, razas, edades, clases sociales y países del mundo entero. Afecta a médicos, enfermeras, profesores, deportistas, artistas, famosos y un sinfín de personas que luchan por hacer una vida normal; la buena noticia es que la gran mayoría lo consigue. Organizaciones y grupos de expertos defendemos que para evitar la estigmatización y mejorar su calidad de vida, el instrumento fundamental y necesario es sacar a la luz la enfermedad, tiene que ser conocida. Por tanto, tenemos que educar a la población en general, a los profesionales de todas las áreas, a las que la padecen y a sus familiares. Si ocultamos la enfermedad, las personas que la tienen seguirán sufriendo los estigmas que cargamos sobre nuestras espaldas a raíz de mentiras relacionadas con mitos y leyendas.

¿Nos podemos tragar la lengua al perder la conciencia o durante una crisis epiléptica?

La respuesta es no, «la lengua no se traga en ningún caso». Mitos y leyendas se perpetúan y refuerzan a través de los medios de comunicación como el cine o la televisión. Por lo general, estos medios muestran personajes con crisis epilépticas dramáticas y espectaculares que necesitan de una intervención médica inmediata para detener la convulsión. Adornan los escenarios con desplazamientos exagerados de ambulancias y actuación de equipos médicos. Durante el desarrollo de la crisis, exhiben el despliegue de transeúntes afligidos que intentan prestar auxilio con procedimientos como el meter los dedos en la boca o colocar objetos en la cavidad para evitar que «se trague la lengua». Estos procedimientos están basados en creencias populares que indican que cuando alguien sufre una crisis epiléptica, o cuando alguien cae desplomado al suelo, hay que evitar que se trague la lengua. Para romper este mito, tenemos que difundir por todos los medios el siguiente mensaje: cuando una persona sufre una crisis epiléptica o cae desplomada al suelo no hay que meter nada en la boca, la lengua no se traga.

Lo anterior, si se realiza, es una práctica peligrosa tanto para la persona que se encuentra en el suelo como para aquella que introduce los dedos de su mano en la boca, pues podemos sufrir corte, amputación o fractura debido a la potencia de presión ejercida por la mandíbula

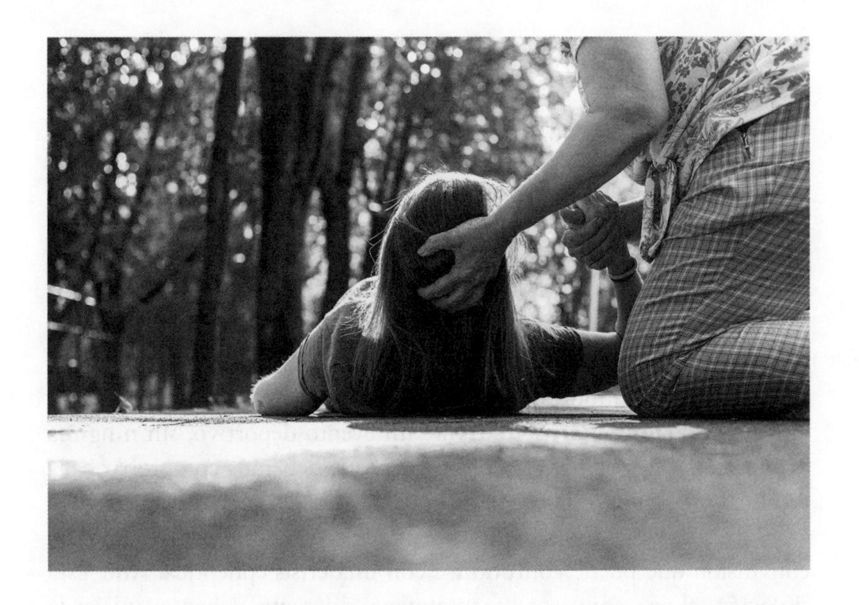

durante una crisis. Además, si introducimos algún objeto como algún palo o bolígrafo, la persona que está en el suelo puede sufrir fracturas de los dientes o del maxilar y padecer heridas cortantes o erosiones en la boca y lengua. El disgusto puede ser impresionante al recuperar la conciencia; la persona que padeció el ataque epiléptico se encontrará con que no solo ha tenido la mala suerte de haber tenido una crisis en la calle, sino que además le han hecho daño. Cierto es que en algunos casos de crisis generalizadas con caída al suelo y pérdida de conciencia, en pocas ocasiones, cuando la persona está bocarriba, la lengua podría obstruir de forma parcial la parte posterior de la boca o faringe. En estos casos es posible escuchar una especie de ronquido. Para liberar la vía aérea, lo más adecuado y sencillo es colocar a la persona en posición lateral, o de lado, es una postura de seguridad de gran eficacia y comprobada.

Muy importante es saber que la lengua es un músculo grande prácticamente imposible de tragar. Se fija de forma segura a través de un sostén potente y muy resistente situado en su base llamado frenillo lingual, el cual limita sus movimientos incluso ante una crisis convulsiva generalizada.

No existe ningún artículo científico que haga mención a que tras sufrir una crisis epiléptica o después de perder la conciencia o tras una parada cardiorespiratoria, alguien se haya tragado la lengua.

Procedimientos parecidos al anterior se observan en deportistas que, al caer desplomados de forma repentina al suelo durante un evento deportivo (fútbol, básquet, maratón, por ejemplo), se intenta meter los dedos en la boca para evitar que se traguen la lengua. Al respecto, se han realizado investigaciones serias sobre este tema donde se indica que la práctica de este procedimiento conlleva una pérdida valiosa de tiempo que puede convertirse en el principal obstáculo para poder asistir de forma inmediata en la reanimación cardiopulmonar, ya que con alta probabilidad se trata de una parada cardiorrespiratoria que puede acabar en una muerte súbita.

Por tanto, es importante saber que si presenciamos la caída de forma súbita de un deportista durante un evento deportivo, sin ninguna explicación que lo justifique, lo primero que debemos comprobar es la respiración. Si no respira, lo más probable es que se trate de una parada cardiorrespiratoria que en ocasiones puede presentar alguna sacudida o convulsión que puede confundirse con una crisis epiléptica. Ante esta situación, el procedimiento es totalmente diferente, debemos iniciar la resucitación cardiopulmonar con los masajes cardiacos, la respiración boca a boca y dar parte de forma inmediata a los servicios de urgencias y emergencias como el 112, 061 o 911.

Como estrategia educativa de gran valor se deben realizar talleres en los colegios, centros deportivos, instituciones médicas, instituciones militares y tener como aliados a los medios de comunicación para difundir un mensaje muy claro: «No hay que meter nada en la boca porque la lengua no se traga».

Mito: sufrir epilepsia significa perder la conciencia, caer al suelo, convulsionar y echar espuma por la boca

Un testimonio que me impactó cuenta la vida de una actriz colombiana que ha hecho historia en su país, María Angélica Mallarino. El testimonio lleva el acertado título de *Una vida con miedo.* Los miedos y el pánico que la acompañaron durante años provenían de un mal oculto que tardó mucho tiempo en ser diagnosticado. Parte del testimonio relata: las crisis llegaban sin previo aviso y eran imposibles de evitar. La primera que recuerda María Angélica fue de muy niña, a los 3 o 4 años, mientras veía un desfile de personas sobre zancos. Como la angustia aparecía de repente, ella comenzó a asociarla a lugares y cosas. Pronto empezó a tener miedo a ascensores, aviones, a los espacios abiertos y a las calles. Quedarse en una casa ajena, salir a dar paseos o ir a fiestas era un reto sobrehumano. Por lo que fue aislándose cada vez más. No le gustaría repetir su época en el colegio Nueva Granada de Bogotá. «Era la boba de la clase y tenía un déficit de atención terrible. Me angustiaba hasta que cerraran la puerta del salón y siempre sentía el impulso de querer salir corriendo», contó a *Semana.* La situación se fue haciendo más compleja con los años. Ejemplo de ello fue que aunque se arreglara para salir con sus amigos, no llegaba más allá del garaje de la casa. Su novio de juventud siempre le repetía: «Aunque la mona se vista de seda, mona se queda».

La Mona, como la apodan sus amigos y familiares, tuvo que empezar a trabajar muy joven. Comenzó su carrera artística a los 17 años, después de la muerte de su padre, el actor y declamador Víctor Mallarino. Hoy, agradece haber tenido que empezar a esa edad, pues cree que de lo contrario no habría sido capaz de obligarse a llevar una vida normal. Pero llegar a las grabaciones no era tarea fácil. «Mi papá en alguna ocasión me había dicho que cuando me sintiera mal me tomara unas pastillas que se llamaban Valium, que las vendían sin receta. Yo llegaba a la televisión y no sabía qué decir. La opción era doparme o devolverme a la casa en esa angustia». Después de varios años como actriz llegaron las propuestas para hacer programas infantiles. Empezó en Pequeños gigantes, en el cual escribía, dirigía y actuaba. Luego, la llamaron de la programadora Punch, en donde creó toda la franja infantil, incluida la recordada serie Imagínate. Para entonces, María Angélica llevaba años visitando psiquiatras que insistían en que su problema era emocional y no hacían más que recetarle tranquilizantes. Estas medicinas, además de sedarla, la hacían subir de peso. «A mí me daba mucho dolor cuando iba por Unicentro y oía a la gente decir: "Sí, es la Mallarino y está como una vaca", y pensaba: "Si supieran que no me gusta estar así, pero prefiero esto a sentirme mal"». El psiquiatra Roberto Chaskel la remitió al neurólogo Carlos Medina Malo cuando se dio cuenta de que el patrón de sus episodios siempre era el mismo. Y este último logró dar por fin con su enfermedad: epilepsia. En su caso, como en el de muchas otras personas que tienen esta condición, sus crisis no son convulsivas. «Ella sufre siempre el mismo síntoma, siempre ocurre la misma falla eléctrica en su cerebro que conlleva una falla química. Es una crisis epiléptica sin caída. En su caso se presenta como un cuadro de pánico. Pero siempre es el mismo chip el que se salta», explicó el doctor Medina Malo a Semana, fundador de la Liga Contra la Epilepsia. Con el diagnóstico adecuado, María Angélica cambió su vida al recibir el tratamiento que necesitaba y que le ha permitido poder realizar una vida sin esos miedos que la limitaban y tanto la habían hecho sufrir. El testimonio completo lo podemos encontrar en el siguiente enlace:

— https://www.semana.com/gente/articulo/una-vida-miedo/85842-3/

La historia de María Angélica Mallarino nos permite conocer un ejemplo muy claro de que las crisis epilépticas no siempre son convulsiones. Nos enseña que la epilepsia tiene muchas formas de manifestarse y que estas pueden pasar desapercibidas o confundirse con otras enfermedades como las relacionadas con el estado de ánimo o las psiquiátricas, pudiendo dar lugar a un diagnóstico y tratamiento erróneo. Por tanto, debemos romper con el modelo, prototipo o estereotipo de crisis epilépticas que tenemos metida en la cabeza como algo «espectacular» caracterizada por agitación, pérdida de conciencia, espuma por la boca, convulsión, peligro inminente de tragarse la lengua, orinarse o defecarse...

¿Sufrir epilepsia significa perder la conciencia, caer al suelo, convulsionar y echar espuma por la boca?

La respuesta es no. Acabamos de demostrar que no es así, se puede manifestar de muchas formas como veremos en el desarrollo de este apartado. Sin embargo, como ya se ha mencionado, hay ideas que siguen arraigadas actualmente en nuestra sociedad a causa del desconocimiento de la enfermedad, a causa de las mentiras relacionadas con leyendas, mitos que se perpetúan por modelos de estereotipos que arrastramos de personajes que escuchamos o vemos en películas o series de televisión. En estos medios, cuando se representa a una persona con epilepsia, por lo general se busca el sensacionalismo, lo espectacular. Se muestra a una persona con tendencia a activar un comportamiento peligroso que durante las crisis se comporta de forma violenta, agresiva, que pierde la conciencia, echa espuma por la boca y convulsiona como poseída por los demonios.

¿Existen crisis que no son epilépticas?

La respuesta es sí. Seguro que has escuchado algo así: «No es oro todo lo que reluce». Es un dicho, un refrán, un aforismo o una paremia popular que nos invita a desconfiar de las apariencias y a valorar en profundidad a las personas y el mundo que nos rodea. Nos enseña a tener una actitud atenta que sea capaz de percibir aquello que se encuentra detrás de las personas olvidando todo estereotipo posible. Añadida a esta reflexión también podemos decir: «No es epilepsia todo lo que parece o todo lo que convulsiona», ya que en muchas ocasiones se da por hecho que una convulsión o un desmayo es sinónimo de epilepsia o de crisis epilépticas.

Efectivamente, existen crisis que no son epilépticas, se conocen también como problemas médicos que imitan o que son muy parecidas a la epilepsia. Su diagnóstico es importante, ya que supone hasta un 20% aproximadamente del diagnóstico erróneo.

Dentro de las causas más frecuentes que pueden confundirse con crisis epilépticas, podemos encontrar: 1. Síncopes o lipotimias. 2. Algunos trastornos del sueño. 3. Crisis psicógenas de origen no epiléptico. 4. Trastornos relacionados con alteraciones del movimiento, pérdida de conciencia o desorientación.

El síncope o pérdida de conciencia (también conocida como lipotimia) puede acompañarse de convulsiones siendo una causa frecuente de error diagnóstico de crisis epilépticas. Por lo general, ocurre un desmayo o pérdida de conciencia de forma breve (segundos) con rápida recuperación. Los testigos suelen contar que la persona presenta sudoración, palidez, debilidad en las piernas y desmayo o pérdida de conciencia con rápida recuperación. Se produce por muchas causas, como una disminución brusca y transitoria de la presión arterial, una bajada de azúcar, una arritmia cardiaca, al levantarse bruscamente, también puede suceder al orinar o defecar o por la toma de algún medicamento y, en ocasiones, al estar en lugares cerrados o calurosos. También se puede desencadenar ante una situación emocional como miedos, fobias relacionadas con determinadas circunstancias que causan ansiedad o pánico, como la visita médica, extracción de sangre, miedos a lugares cerrados o abiertos con multitud de personas (grandes centros comerciales, cines, teatros, ascensores, aviones, entre otros). Algunas personas que sufren un síncope sufren un desmayo, caen y convulsionan, situación que se confunde y puede llevar a error diagnóstico.

Los trastornos que ocurren durante el sueño, como las llamadas parasomnias, como el terror nocturno, el sonambulismo y la narcolepsia; todas ellas pueden confundirse con la epilepsia. También se incluyen las mioclonías hípnicas benignas, que son movimientos bruscos que se desencadenan, por lo general, al inicio del sueño y que se pueden acompañar de sensaciones desagradables, como la percepción de caída al vacío.

Las crisis psicógenas de origen no epiléptico también reciben el nombre de crisis histéricas. Estas suelen ser muy parecidas a las verdaderas crisis epilépticas, por lo que son el motivo más frecuente de

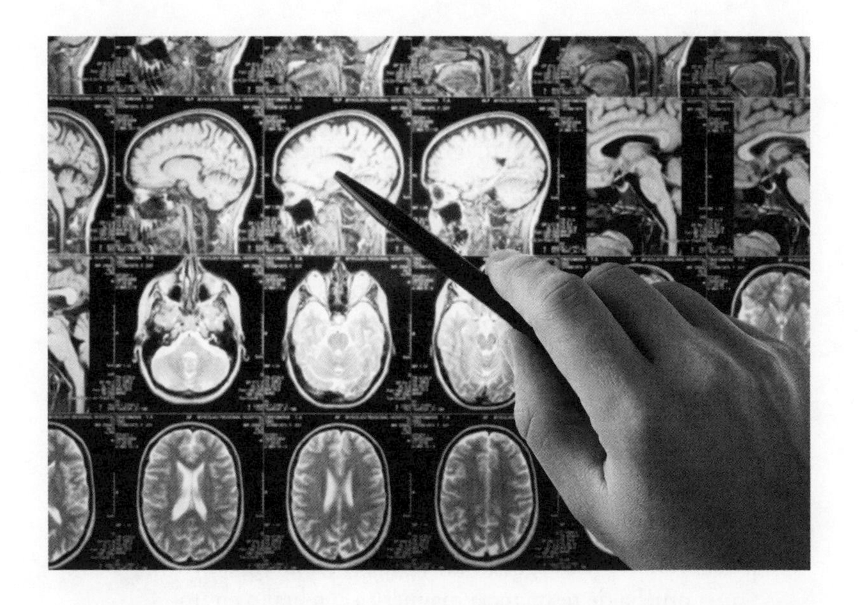

error diagnóstico de epilepsia lo que, a raíz de ello, pueden llegar a recibir tratamiento con medicamentos para la epilepsia durante muchos años. Son crisis que se producen ante situaciones relacionadas con enfados o frustraciones y tienen una mayor duración que una verdadera, ya que pueden prolongarse incluso horas y presentarse varias veces al día a pesar del tratamiento con medicamentos para la epilepsia, que no suele tener eficacia, ya que no tienen un origen en una actividad cerebral anormal como ocurre con la epilepsia, sino más bien se desencadena por mecanismos de origen emocional o psicológico. Además, puede presentarse al mismo tiempo en un paciente con epilepsia verdadera, situación que dificulta el tratamiento adecuado para la enfermedad. Estas personas sufren múltiples problemas de tipo psicológico o psiquiátrico, como depresión, ansiedad, trastornos de la personalidad que se han relacionado con abuso físico o sexual, lo que desencadena una situación conocida como estrés postraumático. Todas estas causas deben ser valoradas en profundidad para llegar a un diagnóstico y poder realizar un tratamiento adecuado.

Reconocer estos problemas médicos que imitan o son parecidos a la epilepsia nos llevará a reorientar el diagnóstico y a aplicar un tratamiento ajustado según la enfermedad encontrada. Realizar el diagnóstico correcto puede ser difícil, por lo que es muy recomendable la valoración por un experto.

¿Cuáles son los motivos que pueden llevar a realizar un diagnóstico erróneo de epilepsia?

Los motivos para realizar un diagnóstico erróneo son múltiples, los más habituales son los siguientes:

- Sobrevalorar la información que dan los testigos sobre la presencia de movimientos, convulsiones durante un desmayo, pérdida de conciencia, mordida de la lengua, se orinó o defecó durante una convulsión.
- Sobrevalorar la existencia o antecedentes de crisis epilépticas en la familia o crisis con fiebre, esto lleva en muchos casos a dar por hecho que hay alta probabilidad de tener epilepsia.
- El desconocimiento de otros problemas médicos que pueden imitar o se parecen a la epilepsia.
- Sobrevalorar hallazgos de alteraciones inespecíficas en una prueba de resonancia magnética cerebral o en un electroencefalograma.

Por tanto, el diagnóstico en manos de un experto se realiza valorando todo en su conjunto. Dentro de la valoración global se incluye la clínica, los hallazgos en las diferentes pruebas como la resonancia magnética del cerebro y el electroencefalograma. Un solo dato aislado no hace el diagnóstico de epilepsia y puede llevar a error con mucha frecuencia.

Mito: las personas con epilepsia no pueden practicar deporte

¿Sabías qué?... Uno de los mejores ciclistas españoles de todos los tiempos, Alberto Contador, estuvo en peligro de muerte al sufrir un ictus hemorrágico en 2004 como consecuencia de una malformación de los vasos sanguíneos del cerebro llamada cavernoma, de la que fue intervenido con éxito ese mismo año. Esta malformación está relacionada con una alteración genética o hereditaria. No siempre sangra o produce crisis, sino que en muchas ocasiones es totalmente benigna, por lo que no tiene que producir ningún síntoma y puede pasar totalmente desapercibida. Sin embargo, Alberto Contador tuvo la mala suerte de sufrir un sangrado de dicho cavernoma que lo llevó a estar en una situación crítica, siendo necesario una intervención quirúrgica. Posteriormente a la cirugía, el ciclista realizó una rehabilitación física y psicológica de forma precoz llegando a conseguir una recuperación total, que le llevaría a ganar grandes carreras y pasar a la historia del ciclismo nacional y mundial. En la historia del deporte hemos visto y vamos a seguir viendo grandes deportistas con diagnóstico de epilepsia. La pena es que muchos de ellos que han sufrido y sufren la enfermedad nunca lo han querido hacer público por temor al rechazo social, sin llegar a comprender que su reconocimiento supone una ayuda para luchar contra la discriminación y el estigma social que sufren estas personas.

Cuando hablamos de deporte y epilepsia, hay mitos, leyendas, estigmas basados en mentiras que debemos desechar. La imagen errónea de fragilidad que tenemos de las personas con epilepsia se mantiene en el tiempo conllevando el supuesto de que no deben practicar deporte por los riesgos que supone. Arrastramos la imagen errónea de fragilidad que lleva a limitaciones y falta de motivación para la práctica deportiva y de actividad física, debido a la excesiva preocupación de que teóricamente el deporte puede producir crisis. Como padres, como profesores y como personal sanitario debemos informarnos convenientemente antes de restringir la práctica del deporte. Las restricciones deben tomarse con equilibrio entre el beneficio de la práctica deportiva y el riesgo de realizarla. En todo momento debe primar ser activo y realizar un deporte saludable para conseguir una vida sana.

¿La epilepsia y el deporte son compatibles?

La respuesta es sí. Además es muy recomendable realizar deporte para mantener una buena salud en general, y en el caso de padecerla en particular, ya que tiene efectos beneficiosos relacionados con la neuroprotección. La práctica de deporte aeróbico estimula determinadas áreas del cerebro, especialmente en el hipotálamo, amígdala, hipocampo y corteza prefrontal, lo cual ha demostrado influir en la inhibición de los mecanismos responsables de la propagación de la actividad epiléptica evitando la aparición de nuevas crisis.

¿Cuáles son los beneficios de forma general del deporte en la epilepsia?

Hay innumerables trabajos de investigación que han demostrado que la práctica de actividad física aeróbica de forma periódica aporta mejor control de las crisis a través de mecanismos relacionados con la neuroprotección. La acción positiva de propiedades antioxidantes, anticitotóxicas que permiten la eliminación de radicales libres del sistema nervioso central promueven cambios favorables de neurotransmisores que consiguen la estabilización neuronal llegando a disminuir la frecuencia de las crisis. Por tanto, la actividad física aeróbica realizada de forma periódica es una gran estrategia no farmacológica con grandes efectos positivos a nivel de nuestras emociones y autoestima. Es decir, la práctica deportiva influiría de forma positiva en el bienestar psicológico y, por tanto, en el control de la comorbilidad psiquiátrica como la ansiedad, la depresión y otras alteraciones del estado de ánimo. El deporte al aire libre nos ayuda a evitar el aislamiento, nos permite interaccionar con el paisaje, recibimos información constante de nuestro entorno; además de actuar como forma de prevención y manejo de posibles síntomas de ansiedad y depresión. Incluso, la práctica de deporte grupal nos ayudará a integrarnos y sentirnos cerca de nuestros amigos o darnos la oportunidad de conocer a más personas. Influyendo saludablemente en nuestro estado de ánimo, autoestima y calidad de vida.

¿Cuáles son los beneficios cardiovasculares de la actividad física para la epilepsia?

La actividad física realizada de forma periódica aporta muchos beneficios cardiovasculares permitiendo eliminar el sobrepeso y la obesidad consiguiendo el control adecuado del colesterol, la presión arterial, roncopatía y apneas durante el sueño, evitando la diabetes *mellitus* o permitiendo su control. Actúa como un antioxidante reduciendo los radicales libres de las mitocondrias y produciendo la liberación de factores tróficos desde el hígado y los músculos, que van a estimular la liberación de factores de crecimiento celular a nivel cerebral produciendo la liberación de varios neurotransmisores con efectos de inhibición de la propagación de la actividad epiléptica, que ayuda a un buen control de las crisis y retrasa el envejecimiento cerebral.

¿Es cierto que nuestra genética nos obliga a realizar deporte?

Nuestro organismo está diseñado genéticamente para realizar de forma constante una actividad física moderada. Si nos remontamos a nuestros antepasados nómadas, estos caminaban muchos kilómetros al día y su alimentación era escasa en muchas ocasiones. Esto explicaría el hecho de que nuestra genética tenga tendencia o necesidad a almacenar constantemente, motivo por el cual la falta de ejercicio de forma regular, añadido a una mala alimentación, nos lleva a ganar peso con facilidad, con todas las consecuencias negativas para nuestra salud, en general, y para las personas con epilepsia, en particular.

¿Puede realizar todo tipo de deportes?

Existe una serie de recomendaciones que ha llevado a realizar una clasificación según riesgo y deporte en estas personas que restringe la práctica de algunos, los cuales pueden suponer riesgo para ellas o para otras personas. Sin embargo, no hay duda de que el deporte es beneficioso y lo ideal es la práctica de ejercicio físico aeróbico moderado de forma periódica para trabajar la resistencia, la flexibilidad y la fuerza-resistencia. Ejemplos serían caminar a paso rápido o correr a ritmo pausado entre 30 a 60 minutos al día. Si vamos a realizar algún deporte no habitual como, por ejemplo, salto con pértiga, biatlón, triatlón, esgrima, hípica, entre otros, es recomendable asesoramiento previo. Es muy importante realizar ejercicios de calentamiento o estiramiento previo y al final de todo ejercicio físico para evitar desgarros o estiramientos musculares. Es recomendable que la práctica de deporte sea en grupo, poder optar por deportes colectivos favorece la integración social.

Existe una clasificación de consideraciones de riesgo según sus características, como son el tipo de crisis, su frecuencia, la duración o la remisión de estas según las recomendaciones de la ILAE.

Aquí tenemos la clasificación de los deportes en tres grupos según el riesgo:

Grupo I: No riesgo adicional

Críquet
Hockey sobre patines o hierba
Baile
Golf, bolos
Atletismo (exceptuando los del grupo 2)
Deportes de contacto como judo o lucha
Deporte en equipo con balón como baloncesto, voleibol, rugby
Deporte con raqueta como squash, tenis y tenis de mesa

Grupo 2: Riesgo moderado

Esquí alpino
Tiro con arco
Deporte de contacto que pueden implicar lesión grave como boxeo o karate
Ciclismo
Esgrima
Gimnasia
Equitación
Eventos ecuestres olimpicos e hipica
Hockey sobre hielo
Patinaje sobre ruedas o sobre hielo
Levantamiento de pesas
Atletismo: salto con pértiga, biatlón, triatlon
Deportes acuáticos como natación, esqui acuático, piragüismo
Se excluyen los que se encuentran en el grupo 3

Grupo 3: Riesgo alto

Aviación
Paracaidismo
Ala delta y parapente o similares
Escalada
Carreras de caballos o rodeo
Deportes motorizados
Saltos de esquí
Deportes acuáticos como saltos de trampolín, buceo, vela, surf, windsurf

Teniendo en cuenta esta clasificación se hacen las siguientes recomendaciones:

— Podrán practicar deportes del grupo 2 y del grupo 3 las personas que estén libres de crisis durante un periodo mínimo de un año, previa valoración neurológica favorable.
— Las personas que presenten crisis sin alteración del nivel de conciencia puede realizar deporte del grupo 1 y algunos del grupo 2, como la natación o piragüismo, recomendándose supervisión.

— En caso de crisis mal controladas o crisis repetidas con alteración del nivel de conciencia es recomendable aconsejar la práctica de deportes del grupo 1, ya que otros deportes pueden suponer mayor riesgo.
— La persona que haya tenido una única crisis no provocada podrá realizar deporte del grupo 1 inmediatamente después de que se le realice una valoración neurológica favorable.
— Los deportes de natación o deportes acuáticos se asocian hasta cuatro veces con mayor riesgo de ahogamiento, por lo que se recomienda supervisión durante su práctica.
— La persona que sufra crisis al realizar algún tipo de ejercicio o deporte, se debe evitar y estudiar su caso. Los factores que pueden influir en la aparición de crisis deben de ser valorados. La fatiga, la hipoxia y la hipoglucemia pueden influir para desencadenar crisis, sin embargo, el ejercicio físico aeróbico moderado realizado de forma periódica es muy raro que vaya a desencadenar la aparición de crisis.
— Si la epilepsia se ha resuelto como en las siguientes situaciones podrán practicar o competir sin restricciones en todos los deportes:
— En el caso de haber permanecido sin crisis durante los últimos diez años, de los cuales los últimos cinco no se ha tomado tratamiento para la epilepsia.
— En el caso de haber permanecido sin crisis, no tomar tratamiento para la epilepsia y haber sobrepasado la edad de presentar crisis epilépticas, como sucede en algunos síndromes epilépticos edad dependientes, como la epilepsia benigna de la infancia o las ausencias de la infancia.

¿Cuáles son los deportes más recomendados para las personas con epilepsia?

De forma general, son altamente recomendables deportes en los que se pueda trabajar la resistencia aeróbica, la flexibilidad y que sean de fácil aplicación. Por tanto, los más recomendados son los aeróbicos por sus grandes beneficios, bajo coste y fácil realización, como andar a paso rápido o correr a un ritmo moderado y mantenido. Salir a correr es la

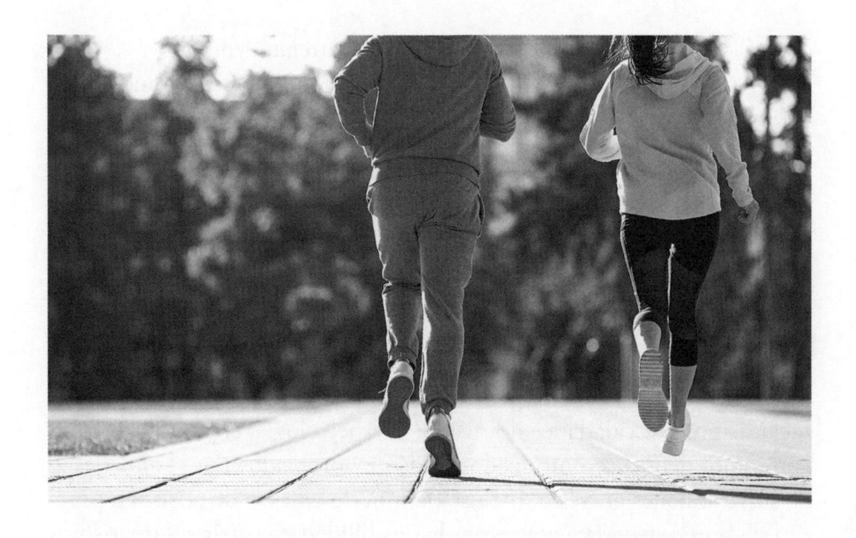

práctica más en uso gracias a su bajo costo económico, pues no necesita un gasto extra en un gimnasio o instalaciones especiales, ni precisa grandes gastos en ropa deportiva, no necesita conocimiento de técnicas especiales, además de poder regular la intensidad y duración con facilidad.

Otros deportes también muy recomendados por sus grandes beneficios y su facilidad de realización son el excursionismo o *trekking*, tenis de dobles, pádel, béisbol con pelota blanda, hockey sobre hierba y golf.

¿Existen algunas recomendaciones a tener en cuenta para la práctica de deporte?

Debemos evitar ser sobreprotectores con las personas con epilepsia. Por tanto, al igual que la población general, si no hemos practicado ejercicio físico en mucho tiempo y según la edad o presencia de otras enfermedades añadidas, un examen previo a la realización de actividad física es recomendable por los siguientes motivos:

— Nos va a ayudar al diagnóstico de posibles enfermedades o limitaciones ocultas valorando principalmente la función de nuestro corazón y pulmones, así como la resistencia muscular.
— Nos va a ayudar a seguir el proceso de adaptación y nos servirá de base para indicar el tipo de entrenamiento y deporte a seguir.

— Nos ayuda a valorar la seguridad del entrenamiento y posibilita el desarrollo de una prescripción de ejercicio sano y efectivo.

¿Qué debemos saber sobre la epilepsia y los deportes de riesgo?

Existen ciertos deportes que están desaconsejados. La restricción está relacionada por el riesgo de lesiones que una crisis puede provocar de forma individual o a otras personas. Los que se desaconsejan son el paracaidismo, la escalada, el alpinismo, la espeleología, el parapente, salto con esquí, deportes motorizados, todos inapropiados por el alto riesgo de sufrir lesiones graves o, incluso, la muerte en caso de crisis. La práctica de boxeo debería evitarse por la posibilidad de sufrir traumatismos en la cabeza que pueden desencadenar o empeorar las crisis.

¿Existen deportes que requieren un permiso o licencia especial para su práctica?

Las federaciones deportivas pueden requerir, de forma expresa, un certificado médico que informe de las perfectas condiciones de salud para la práctica de determinados deportes. Dentro de esta categoría están, por ejemplo, los deportes motorizados, ya sean con coches o motocicletas, los deportes aeronáuticos, subacuáticos, como el buceo, y los de tiro o caza.

¿El deporte puede producir crisis?

No existe evidencia científica de que el deporte cause crisis epilépticas o empeore su control. Sin embargo, hay que tener en cuenta el control, la frecuencia y la gravedad de las crisis para realizar una recomendación del deporte que podemos realizar. Además, en el caso de determinadas actividades como la natación, la hípica, el esquí, senderismo o el ciclismo, es recomendable hacerlo siempre acompañado. Asimismo, debemos usar las medidas de seguridad o protección recomendadas según la actividad deportiva, como el uso de casco, chalecos salvavidas, canoas antivuelco, entre otras.

Sobre todo, para evitar crisis epilépticas inesperadas durante el desarrollo de una actividad física, independientemente del deporte a realizar, se deben tener en cuenta las siguientes recomendaciones saludables:

— Evitar llegar a la fatiga extrema, el sobreentrenamiento o el agotamiento.
— Evitar ambientes calurosos, cuidar nuestra hidratación antes y durante la actividad física.
— Realizar una dieta equilibrada según el deporte que desarrollemos.
— Dormir de forma regular cumpliendo las medidas de higiene del sueño recomendadas.
— Es recomendable mantener dos días de descanso a la semana.
— Tomar medidas de seguridad para evitar lesiones innecesarias como el uso de casco, chalecos salvavidas, canoas antivuelco...
— Evitar ingesta de alcohol y tomarse el tratamiento.
— Informar a nuestros compañeros y equipo de que padecemos esta enfermedad e indicar qué hacer en caso de una crisis.
— Usar en lo posible una pulsera con nuestra identificación, enfermedad y teléfono de contacto para informar de incidentes en caso necesario.

En resumen, es muy recomendable la práctica de deporte saludable, no es necesario correr riesgos y es mucho mejor su práctica en grupo. Son muchos los beneficios que llegan a influir en el control de las crisis reduciendo su frecuencia y originando cambios favorables en nuestro cerebro que nos van a ayudar en nuestro bienestar físico y psíquico, además de que nos ayudará a reforzar nuestra autoestima, integrarnos en la sociedad y mejorar nuestra calidad de vida.

Mito: la epilepsia es una enfermedad mental progresiva e irreversible

«He escuchado que la epilepsia te conduce a una enfermedad mental progresiva, irreversible e incurable», comenta Ana. Mujer de 48 años con más 30 años desde el diagnóstico. Escuchar estos comentarios nos lleva a escenarios que en ocasiones vemos representados en los medios de comunicación. Cuando se refieren a las personas con epilepsia, el panorama suele ser oscuro, sombrío, lúgubre, siempre irritables, con ansiedad o depresión. Sin embargo, esto es incorrecto, ya que tres de cada cuatro personas con epilepsia tienen un buen control de las crisis que les permite llevar una vida dentro de la normalidad, con sus altibajos como cualquier otra. La creencia de que es una enfermedad mental, progresiva e irreversible se arrastra desde tiempos muy antiguos, donde se permitía que fuesen marginadas, aisladas y olvidadas.

Los expertos recomendamos difundir toda información argumentada sobre bases científicas acerca de la enfermedad que pueda eliminar falsas creencias para evitar la marginación y luchar por un trato de igualdad que permita la inserción en nuestra sociedad y lleguen a tener una calidad de vida aceptable. Según la Organización Mundial de la Salud (OMS), se dice que la calidad de vida es la percepción del individuo sobre su posición en la vida en el contexto de la cultura y sistema de valores en el que vive y en relación con sus objetivos, expectativas y preocupaciones.

¿La epilepsia conduce a una enfermedad mental progresiva e incurable?

La respuesta es no. Es uno de los problemas neurológicos crónicos más frecuentes a nivel mundial. Sin embargo, vemos que todavía se sigue interpretando como un problema mental que lleva a la estigmatización que sufren las personas con esta enfermedad. Es una enfermedad neurológica crónica desencadenada por el funcionamiento anormal, transitorio y fluctuante de un grupo de neuronas que originan una predisposición a sufrir crisis epilépticas de forma repetida. Por tanto, no se trata de una enfermedad psiquiátrica o mental progresiva, irreversible e incurable. Ante todo, debemos asumir que se trata de una enfermedad o grupos de enfermedades similares a otras que pueden afectar a cualquier persona.

Es cierto que existe una relación conocida desde la antigüedad de que son más propensas a presentar alteraciones del estado de ánimo, sobre todo, en aquellas con un diagnóstico de epilepsia de difícil control. Aun así, podemos trabajar y gestionar nuestros estilos de vida para influir positivamente en nuestras emociones y saber que no es una enfermedad mental, irreversible y progresiva. Es más, es muy importante conocer que dentro de los diferentes tipos existen entidades claramente benignas o de fácil control que corresponden a entre un 70% a 85% de los que la sufre, aunque deban recibir tratamiento con un medicamento van a poder desarrollar una calidad de vida similar a la población general.

También debemos conocer que existen tipos de epilepsias que se curan o van a desaparecer, como determinados síndromes epilépticos que con el crecimiento y la edad adulta el riesgo de crisis desaparecerá sin dejar ninguna secuela. Otros tipos entran en remisión y desaparecen de forma permanente.

El grupo que debemos tener en consideración es aquel 15-30% que sufrirán crisis de difícil control y que no suelen responder de forma adecuada al tratamiento con medicamentos. En estos casos, la situación puede ser dramática llevando a presentar mayor porcentaje de alteraciones del estado de ánimo. Aun así, los avances en la medicina y las nuevas tecnologías están permitiendo cada día conocer alternativas de tratamiento con mayor eficacia para el control de este grupo de personas a través de la creación de nuevos fármacos, nuevas técnicas innovadoras de cirugía y otras alternativas de tratamiento, como la estimulación del nervio vago o la dieta cetogénica, entre otros. La epilepsia de difícil control en niños, adultos o ancianos tiene un riesgo más elevado de sufrir trastornos del estado de ánimo como la ansiedad, la irritabilidad, la depresión e incluso el suicidio. En consecuencia, esta población precisa mayor atención y es motivo actual de estudio e investigación constante con la finalidad de poder ayudar a que tengan una mejor calidad de vida.

¿Cuáles son las alteraciones del estado de ánimo más frecuentes?

Son varios los estudios que han demostrado que las personas con epilepsia pueden sufrir alteraciones del estado de ánimo de forma aguda o crónica, como son ansiedad, depresión, trastornos de la atención, cuadros psicóticos e incluso el suicidio. No obstante, podemos trabajar y gestionar nuestro estilo de vida para influir positivamente en nuestras emociones y buscar añadir un tratamiento con apoyo psicológico o fármacos en caso necesario.

¿Cuáles son los factores de riesgo que pueden influir en la aparición de las alteraciones del estado de ánimo?

Entre los factores de riesgo que se han relacionado y que pueden influir en la aparición de alteraciones del estado de ánimo, podemos encontrar:

- El inicio a edad temprana de la epilepsia.
- Alta frecuencia de las crisis con presencia de crisis generalizadas.
- Según el tipo de epilepsia sea focal o generalizada.
- Según el tratamiento utilizado, hay ciertos medicamentos que pueden conllevar a la aparición de alteraciones del estado de ánimo.
- Suspender bruscamente o incluso el cambio del tratamiento puede conllevar la aparición de alteraciones del estado de ánimo.
- No aceptación de la enfermedad es uno de los motivos más frecuentes de aparición de alteraciones del estado de ánimo.

— Diferentes problemas como los económicos, la falta de empleo, miedo a nuevas crisis o incertidumbre de poder sufrir una crisis en un lugar y momento menos esperado.
— La percepción de la epilepsia como un estigma es un motivo importante de aparición de alteraciones del estado de ánimo.
— La frecuencia aumentada de crisis lleva a mayor empleo de fármacos y mayor posibilidad de problemas relacionados con nuestras emociones como la ansiedad, la depresión y el miedo al rechazo.

La ansiedad y el miedo que reflejan las personas con epilepsia y sus familias, en muchas ocasiones, están relacionadas con la incertidumbre de sufrir una crisis de forma imprevista, en el lugar menos esperado y la reacción de alarma que pueda causar en nuestro entorno y provocar conductas de miedo o rechazo de las personas que lo contemplan por el desconocimiento de la enfermedad. Estos hechos pueden llevar a que se establezcan alteraciones del estado de ánimo de forma crónica. Por tanto, la relación entre las alteraciones del estado de ánimo y la epilepsia es compleja, el resultado no solo es consecuencia de las crisis, aquí también es importante el papel de la información, la educación y la comprensión de nuestra sociedad.

¿Las alteraciones del estado de ánimo pueden llevar a un mal control de la epilepsia?

La respuesta es sí. Se ha demostrado que las alteraciones del estado de ánimo pueden llevar a un mal control de la enfermedad. Por tanto, es muy importante su diagnóstico y tratamiento para conseguir un buen control. Nuestras emociones son relevantes en la vida normal y mucho más en las enfermedades crónicas. Muchos estudios han demostrado que las personas con epilepsia con alteraciones del estado de ánimo no tratadas tienen peor pronóstico y control de la enfermedad, que puede conducir a una epilepsia de difícil control. Uno de los problemas es que las alteraciones del estado de ánimo se diagnostican muy poco o no son diagnosticadas en las consultas. Los motivos principales por los cuales no se hace un diagnóstico están relacionados con el poco tiempo disponible para las revisiones, el médico no pregunta y el paciente no cuenta o no informa sobre las alteraciones de su estado de ánimo.

¿Las alteraciones del estado de ánimo en las personas con epilepsia se pueden tratar?

Existen varios medicamentos que pueden ayudar al tratamiento de las alteraciones del estado de ánimo. Pero no todo se trata con medicamentos. Algo que nos ayudará mucho es trabajar la inteligencia emocional, aprender a conocer y modular nuestras emociones de manera que podamos asumir la enfermedad y ayudar a nuestro bienestar y el de nuestro entorno. Necesitaremos tiempo y, en muchas ocasiones, que nos guíen, pero hay buenas noticias, con el tiempo llegaremos a ser capaces de gestionar nuestras emociones positivamente.

En determinadas situaciones podemos necesitar recibir la valoración y tratamiento de un psiquiatra, al menos por un tiempo. En otras, el apoyo dado por un psicólogo puede ser suficiente. El papel de estos profesionales es de gran ayuda y muy importante en estos casos.

Debemos recordar que nuestro estado emocional es clave para el control adecuado de las crisis. Tenemos buenas noticias, podemos aprender a gestionar y moldear nuestro estado emocional de forma positiva, lo que nos va a permitir lograr una calidad de vida adecuada. Supondrá un importante esfuerzo, pero los resultados merecerán la pena.

Mito: la epilepsia es contagiosa

El día en que Fernando iba a convulsionar, se levantó a las 4:00 de la madrugada para acudir a su trabajo habitual en un barco de pesca. Había dormido apenas dos horas tras haber celebrado una gran fiesta de cumpleaños de su novia. Además, celebraban casi cinco años de novios y recientemente habían decidido poner fecha de boda y lo acababan de anunciar. Fernando lo contaba con alegría a sus cinco compañeros de trabajo mientras soltaban amarras. Sin embargo, minutos después de salir del puerto, Fernando se siente mal, cae, se pone rígido y comienza a convulsionar. Carlos, su jefe, acude a su auxilio mientras comenta: «Está convulsionando como su novia, le habrá contagiado su mal, he visto cómo convulsiona la novia que es mi vecina y hace prácticamente lo mismo».

Pero tranquilos, Fernando acaba de tener una crisis convulsiva tras una noche de fiesta que se ha acompañado de consumo de alcohol y falta de sueño. Esta ausencia de descanso y consumo de alcohol pueden ser motivo suficiente para producir o desencadenar crisis epilépticas que por lo general no se van a repetir si tenemos el cuidado de dormir de forma correcta y evitar el consumo excesivo de alcohol. Como ya se ha dicho, el desconocimiento puede llevar a prejuicios o realizar comentarios erróneos como el relatado por Carlos, que cree que la epilepsia es contagiosa.

Desde épocas remotas ha existido el miedo al contagio y así se puede constatar a lo largo de la historia. *Morbus insputatus* o *morbus sputatorius* hacen referencia en la antigüedad a una costumbre de escupir al presenciar una convulsión o una crisis epiléptica por temor y estrategia para impedir el contagio. También se conocen apelativos como *morbus foedus* y *morbus detestabilis*, que refieren al concepto de enfermedad repulsiva o repugnante. La enfermedad del César recibió el nombre de *morbus comitialis*, que describía la aparición de crisis durante el desarrollo de los comicios que obligaba a suspender las reuniones por considerarse de mal presagio. Esta asamblea no podía volver a reunirse hasta haber consultado a los augures, haber limpiado y purificado el lugar. También podemos encontrar referencia sobre su contagio en el libro del doctor Antonio Pérez de Escobar publicado en Madrid en 1776 con el título *Avisos médicos, populares y domésticos: historia de todos los contagios, preservación, y medios de limpiar las casas, ropas, y muebles sospechosos: obra útil y necesaria a los médicos, cirujanos y Ayuntamientos de los pueblos, en el cual se menciona al contagio de la epilepsia por el consumo de agua de un vaso en el que había bebido una persona con esta enfermedad después de una crisis.* La alferecía proviene del árabe hispánico *alfaliǧíyya,* este deriva del árabe clásico *fāliǧ,* el cual proviene del griego αποπληξία, *apoplēxía* o parálisis, que actualmente se define en el *Diccionario de la lengua española* de la RAE como: «Enfermedad caracterizada por convulsiones y pérdida del conocimiento, más frecuente en la infancia, e identificada a veces con la epilepsia».

A causa de su desconocimiento actualmente hay quienes todavía piensan que se puede contagiar de una persona a otra. Tener una idea errónea de esta magnitud lleva a que se pueda ver con desconfianza a las personas con epilepsia, con temor, siendo motivo suficiente por el que se guarde distancia injustificada o llegar a limitar las relaciones sociales por miedo al contagio.

¿La epilepsia es contagiosa o se puede contagiar?

La respuesta es rotundamente no. La OMS informa de manera contundente de que no es contagiosa e indica: «La epilepsia no es contagiosa. El tipo más frecuente, que afecta a seis de cada diez personas con la enfermedad, es la epilepsia idiopática, es decir, la que no tiene una causa identificable».

A la epilepsia de causa conocida se denomina también secundaria o sintomática y entre las causas podemos encontrar:

— Daño cerebral por lesiones en el momento del nacimiento, también se conocen como daños perinatales como, por ejemplo, la asfixia por sufrimiento durante el parto. Estos problemas se presentan principalmente en países con bajos ingresos económicos o en mujeres que no realizan control durante el embarazo o realizan el parto en domicilio.
— Malformaciones congénitas o alteraciones genéticas con malformaciones cerebrales asociadas.
— Traumatismos o golpes en la cabeza, también conocidos como traumatismos craneoencefálicos, principalmente si son de intensidad grave que se producen por no llevar protección mientras se conduce o trabaja en zonas de riesgo.
— Accidentes cerebrovasculares, también conocidos como ictus o infartos cerebrales, que son causa frecuente de discapacidad y epilepsia en los adultos con riesgos cardiovasculares no controlados, tales como obesidad, hipertensión arterial, colesterol elevado, falta de actividad física, fumar, consumo de alcohol, entre otros.
— Infecciones en el cerebro conocidas como meningitis o encefalitis, pero hay que tener en cuenta que no producen epilepsia contagiosa.
— Algunos síndromes genéticos relacionados con alteraciones genéticas puntuales.
— Tumores cerebrales; dejar claro que no todos los tumores cerebrales producen crisis epilépticas y que cuando estos se intervienen quirúrgicamente, puede desaparecer en muchos casos.
— En la clasificación de la ILAE de 2017, en uno de sus apartados hace referencia a la etiología o a su causa. Se detalla en seis categorías o grupos etiológicos o causas dando relevancia en aquellas según las posibilidades de tratamiento.

Por tanto, podemos encontrar las siguientes categorías:

Estructural: se refiere a lesiones o anomalías que se hacen visibles a través de los estudios de neuroimagen (TAC o RM cerebral), que pueden encontrar un tumor, una lesión isquémica o hemorrágica que pueda justificar causa de la epilepsia. Es muy importante tener en cuenta que no todos los hallazgos a través de un TAC o RM cerebral, sea un tumor, un quiste o una lesión isquémica, son responsables de producir crisis, por lo que debe ser valorado por un médico experto.

GENÉTICA: para asumir una causa o etiología genética tenemos que estudiar los antecedentes en la familia, valorar si se trata de un trastorno autosómico dominante, recesivo o se trata de una mutación de *novo*. Es muy importante señalar que genético no es sinónimo de hereditario.

INFECCIOSA: es la causa más frecuente a nivel mundial. Debemos dejar claro que es resultado de una infección que daña al cerebro dando lugar a la enfermedad. Este tipo es muy frecuente en países de bajos ingresos económicos, donde podemos encontrar infecciones como la neurocisticercosis, toxoplasmosis cerebral, el síndrome congénito del Zika y citomegalovirus, entre otros. Es muy importante señalar que infeccioso no quiere decir que se pueda contagiar, la epilepsia no se contagia, recordemos.

METABÓLICA: las causas metabólicas se refieren a un problema metabólico crónico que produce cambios bioquímicos medibles como la porfiria, uremia, aminoacidopatías y piridoxina, que se producen en determinadas enfermedades. Por lo general, es una causa con base genética, aunque también existen casos de origen adquirido. La epilepsia en estos casos es resultado de un trastorno metabólico ya conocido, en el que las crisis son una manifestación clínica de ese problema que si se estabiliza, por lo general, también se controla. En este apartado no se tienen en cuenta las alteraciones metabólicas agudas, como puede ser una hipoglucemia o bajada de azúcar de forma brusca.

INMUNITARIA O AUTOINMUNE: las causas autoinmunes hacen referencia a un trastorno inmunitario relacionado con autoanticuerpos contra el sistema nervioso central o nuestro cerebro, en el cual las crisis epilépticas son una manifestación clínica. Como ejemplos principales tenemos las encefalitis por anticuerpos contra el receptor de N-metil-D-aspartato (NMDA) y la encefalitis por anticuerpos contra la proteína LGI1.

DE ORIGEN DESCONOCIDO: existe un grupo de personas con epilepsia en las cuales a pesar de poder constatar clínicamente las crisis y observar en los estudios electroencefalográficos la presencia de actividad epiléptica, los médicos no somos capaces de encontrar la causa que la produce.

Mito: las personas con epilepsia no pueden trabajar

¿Sabías qué?... La Constitución española recoge: «Todos los españoles tienen el deber de trabajar y el derecho al trabajo, a la libre elección de profesión u oficio, a la promoción a través del trabajo y a una remuneración suficiente para satisfacer sus necesidades y las de su familia, sin que en ningún caso pueda hacerse discriminación por razón de sexo». Además, deja claro que «los españoles son iguales ante la Ley, sin que pueda prevalecer discriminación alguna por razón de nacimiento, raza, sexo, religión, opinión o cualquier otra condición o circunstancia personal o social».

Sin embargo, el hecho de que una persona con epilepsia presente una crisis durante el horario laboral puede tener consecuencias inesperadas en muchos casos. Podemos llegar a ver que los compañeros de trabajo después de la crisis se muestran asustados y llegan a adoptar actitudes de marginación y discriminación. Incluso, los empleadores pueden tomar medidas tan drásticas como la no renovación de contrato.

Es uno de los trastornos neurológicos crónicos más frecuentes que afecta a personas de todas las culturas, países, razas, edades y clases sociales. A lo largo de la historia hemos conocido personas que la han sufrido como: Lord Byron, Dostoyevski, Van Gogh, Alejandro Magno, Julio César, Pedro I de Rusia, Napoleón, quienes fueron capaces de desarrollar una actividad e incluso han marcado periodos de la historia. No obstante, el desconocimiento de la enfermedad produce grandes problemas como marginación, discriminación como consecuencia de mentiras basadas en mitos, leyendas, prejuicios que llevan a la falta de oportunidades y rechazo. Como ya se ha dicho, desde tiempos inmemoriales las personas con epilepsia han sido marginadas. En un texto de medicina escrito mil setecientos años antes de Cristo, *Sakikku,* durante el reinado del rey Hammurabi en Babilonia, se describe una ley penal y comercial que permitía a los propietarios de esclavos devolverlos si presentaba una crisis convulsiva hasta después de un mes de su compra, cambiando por uno nuevo o devolviendo la totalidad del importe pagado.

¿Las personas con epilepsia pueden trabajar?

La respuesta es sí, por lo general, pueden trabajar. De hecho, es altamente positivo tener un trabajo, ya que esto supone un gran estímulo para ayudar a fortalecer nuestra autoestima que nos permitirá conseguir una mejor calidad de vida. Aproximadamente entre un 70% y 80% van a desarrollar una vida prácticamente dentro de lo normal, con ciertas limitaciones y siguiendo los cuidados señalados por su médico.

El gran problema actual es que, a pesar de todos los avances, siguen teniendo dificultades para la integración laboral debido a la discriminación y las limitaciones. La imagen y creencia errónea que causa la falta de información en la población general, reforzada por los prejuicios del mundo empresarial en particular sobre las personas con esta enfermedad, ayudan a perpetuar limitaciones y discriminaciones. Los empresarios en muchas ocasiones asumen que no son rentables, que son menos productivas, ya que se especula que puedan sufrir crisis de forma frecuente; admiten que los accidentes laborales y las bajas por enfermedad pueden ser más altas, siendo estos los principales motivos para que un empresario o empleador niegue un trabajo y una persona con epilepsia elija ocultar su enfermedad. Sin embargo, es importante destacar que el absentismo laboral en estas personas es inferior a la población general.

Un aspecto muy importante a tener en cuenta se detalla en la ley de prevención de riesgos laborales, que deja claros los aspectos acerca de la protección de trabajadores especialmente sensibles a ciertos riesgos, determina que el empresario garantizará de manera específica la protección de los trabajadores que, por sus características personales o por un estado biológico conocido, incluidos los que tengan reconocida la situación de discapacidad física, psíquica o sensorial, sean sensibles a los riesgos derivados del trabajo. A tal fin, deberá tener en cuenta estos aspectos en la evaluación de los riesgos y, en función de esta evaluación, adoptará las medidas preventivas y de protección que sean necesarias. Los trabajadores no serán empleados para los puestos de trabajo en que, a causa de sus características personales, estado biológico o discapacidad física, psíquica o sensorial debidamente reconocida, puedan ellos, los demás trabajadores u otras personas relacionadas con la empresa, ponerse en situación de peligro. Además, determina la obligación de los trabajadores a comunicar al empresario o superior jerárquico directo y a los trabajadores designados para realizar actividades de protección acerca de cualquier enfermedad que comporte un riesgo para su propia seguridad y la de los demás trabajadores.

Es importante añadir que las personas con epilepsia, por el solo hecho de padecer una enfermedad neurológica, tienen legalmente limitadas sus oportunidades laborales. Estas podemos estudiarlas en la legislación española, que establece limitaciones legales laborales e inhabilita para la práctica o desarrollo de un grupo de trabajos o actividades profesionales; se argumenta que puedan suponer una situación de riesgo para la persona con epilepsia o para otras personas. Sin embargo, la Constitución española recoge el derecho y el deber de trabajar de todos los españoles en una profesión libremente elegida, con una remuneración suficiente para satisfacer sus necesidades y las de su familia, sin que en ningún caso pueda hacerse discriminación por causa alguna, lo cual obviamente en el caso de las personas con epilepsia no siempre se lleva a cabo.

A continuación, veremos ejemplos de profesiones, carreras u ocupaciones que legalmente no pueden desarrollar o llevar a cabo personas con diagnóstico de la enfermedad:

Profesiones que conlleven la tenencia y uso reglamentario de armas de fuego

— Cuerpos de Policía, Guardia Civil, Ejército profesional.
— Cuerpo de ayudantes de instrucciones penitenciarias.
— Servicios de seguridad privada.

Profesiones que incluyen la conducción o control de vehículos especiales y transporte público

— Pilotaje de aeronaves y helicópteros.
— Controlador de circulación aérea.
— Buceador profesional.
— Bombero.

Además, podemos observar limitaciones en otras profesiones en la que la legislación utiliza algunos matices para indicar que se impide el acceso a las profesiones marítimas, a personas afectadas por «enfermedades crónicas del sistema nervioso» que, por supuesto, incluye a las personas con epilepsia.

A las profesiones que legalmente no pueden desarrollar se añaden las siguientes

— Cuando el desarrollo de su trabajo pueda poner en peligro su vida y la de otras personas.
— Los conductores profesionales de vehículos pesados y transportes públicos deben llevar al menos 10 años sin crisis epilépticas y sin tratamiento.
— Manejo y control de maquinaria peligrosa.
— Cualquier trabajo que se realice en altura.

En cuanto a las personas con epilepsia de difícil control se debe realizar una valoración individual, ya que reciben un trato distinto. Hasta un 30% de personas con epilepsia tienen una enfermedad que recibe el nombre de «epilepsia farmacorresistente» o «de difícil control». Este grupo presenta crisis frecuentes y grandes limitaciones para el desarrollo de cualquier trabajo, por lo tanto, se incluyen en un grupo de personas con discapacidad importante o dependencia.

La DISCAPACIDAD es aquella condición bajo la cual un determinado grupo de personas presenta alguna deficiencia física, mental, intelectual o sensorial. Esta condición conlleva, a medio o largo plazo, tener dificultades en la forma de interactuar y participar plenamente en la sociedad.

La DEPENDENCIA contempla que las personas tienen limitaciones importantes para el desarrollo de las actividades de la vida diaria, por lo que requieren el apoyo imprescindible de otra para llevar a cabo actividades básicas y elementales de la vida diaria.

Las asociaciones de personas con epilepsia tienen información para apoyar, orientar y ayudar a otras con la misma enfermedad y a sus familiares. Se pueden asesorar y estudiar los casos con epilepsia farmacorresistente o de difícil control para valorar una discapacidad si esta procede para facilitar la inclusión al mercado laboral. En muchas ocasiones, pueden conseguir un empleo adaptándolo, siempre y cuando se tenga en cuenta la formación y el grado de discapacidad. En nuestra sociedad actualmente hay panaderos, abogados, pintores, cantantes, médicos, enfermeras, políticos, deportistas, entre muchas otras profesiones, que tienen la enfermedad y trabajan. Hay evidencia de que influye muy positivamente desempeñar un trabajo, ya que favorece la autoestima y ayuda a alcanzar una mejor calidad de vida. En definitiva, más del 70% de las personas con esta enfermedad pueden desarrollar una vida prácticamente dentro de lo normal, con ciertas limitaciones y siguiendo los cuidados señalados por su médico. Un 20% a 30% de las personas con epilepsia de difícil control precisarán de mayor atención y asistencia individualizada según sus necesidades.

Necesitamos seguir trabajando para mostrar una imagen más ajustada a la realidad, que se conozcan sus derechos, los cuales le ayudarán a fortalecer su autoestima dando a conocer sus capacidades potenciales para favorecer la búsqueda de soluciones que les permitan su integración a nuestra sociedad y puedan lograr mejores oportunidades. Una estrategia es difundir toda la información posible en los colegios, universidades, grupos de empresarios y profesionales de todos los ámbitos laborales. El conocimiento nos va a permitir actuar de forma correcta y brindar una oportunidad de trabajo sin prejuicios; asimismo, nos va a permitir contar con un ambiente favorable sin estigmatización. Un mensaje a difundir es que un trabajo digno es un paso muy importante para la integración social de cualquier persona y mucho más para aquellas que padecen algún tipo de enfermedad crónica como la epilepsia.

Mito: las personas con epilepsia son agresivas, violentas y padecen locura

«Plata o plomo, plata o plomo...», agitación, inquietud, los ojos desorbitados, respiración entrecortada, mientras tomaba a su mujer del cuello volvía a repetir: «Plata o plomo, plata o plomo...». Los vecinos, desorientados por el comportamiento de Damián, no dudaron en llamar a la policía que pronto lo detendría y, entre forcejeos, lo inmovilizarían. Rosa, esposa de Damián, no entendía lo que acababa de ocurrir, pues su marido era un hombre muy cariñoso y no haría nunca nada parecido. Sin embargo, ese día despertó después de la siesta totalmente agitado y agresivo cogiendo su cuello mientras repetía: «Plata o plomo». Esos días, Damián estaba inmerso en la serie que contaba la vida de Pablo Escobar viendo varios capítulos al día hasta altas horas de la noche. Su sobrino Paco, que también seguía la serie con gran curiosidad, hizo un comentario que despertó la atención a todos: «El espíritu de Pablo Escobar se le ha metido en el cuerpo». Días más tarde, posterior al ingreso hospitalario, Damián recibía el diagnóstico, tenía epilepsia, los médicos habían informado de que había sufrido un cuadro llamado «psicosis ictal». Los expertos le explicaron que se trataba de un trastorno psiquiátrico muy raro que se caracterizaba por la aparición brusca de un comportamiento inadecuado como el sufrido por él. Años después recordaban aquel suceso que tanto les había sobresaltado en su momento.

¿Las personas con epilepsia son más agresivas o violentas y pueden presentan crisis de locura?

No son más agresivas o violentas que la población en general. Sí pueden presentar conductas anormales que incluso pueden interpretarse como crisis de locura, durante o después de estas, pero es muy raro.

Esta pregunta nos lleva a analizar que en nuestra sociedad existe la imagen de que estas personas son más violentas, agresivas o incluso que sufren crisis de locura de forma habitual. Esta leyenda, mito y estigma se perpetúa gracias a personajes de novelas, películas o series de televisión, donde se le representa como un personaje que, por lo general, se muestra con tendencia a tener comportamiento agresivo, peligroso, que durante las crisis se comportan de forma violenta.

Acerca de este aspecto se han realizado incontables estudios científicos que no han llegado a demostrar que tengan conductas agresivas en mayor proporción que otras enfermedades crónicas neurológicas. No obstante, hay estudios que muestran que más del 50% de la población (incluye personal sanitario como médicos, enfermería y auxiliares) piensan por naturaleza tienen comportamientos que no son de fiar, que son agresivos y son capaces de cometer actos violentos. Ante esta etiqueta o prejuicio, nuestra sociedad reacciona con predisposición a desaprobaciones por temor, con miedo a que presenten conductas violentas o agresivas. Observamos temor, miedo en las personas que presencian una crisis y no conocen la enfermedad; observamos miedo en las personas con epilepsia, porque no saben la reacción que pueden provocar si tienen una crisis en público; observamos miedo en la familia, porque se dan cuenta de que sufrir la enfermedad representa un estigma social que puede conllevar a la marginación.

Todo esto hace necesario aclarar algunos aspectos que se pueden confundir con agresividad, violencia o locura.

Es cierto que un porcentaje reducido durante el desarrollo de crisis, principalmente de origen focal con desconexión del medio o crisis parciales complejas, puede tener conductas extrañas. Durante el desenlace de estas crisis no son conscientes de lo que está sucediendo en su entorno en ese momento, lo que les puede llevar a realizar algunas conductas torpes sin sentido. Este comportamiento es un estado que los médicos llamamos «estado confusional», un estado de desorientación que puede inducir a considerar inapropiadamente a estas personas como agresivas o violentas. En ese momento, pueden caminar sin rumbo, pueden empujar o reaccionar de forma inadecuada o desproporcionada incluso ante personas que les intentan prestar ayuda. Debemos saber que esta reacción torpe y sin sentido se debe a la interpretación inadecuada de que son atacados en ese momento que lleva a realizar acciones de defensa que son malinterpretadas, ya que se encuentran desorientados. Incluso pueden coger objetos que no son suyos y llevárselos, lo que se puede interpretar o considerar como un acto delictivo.

Además, también podemos observar de forma excepcional conductas violentas de aparición brusca en el contexto de una crisis epiléptica, que cuando se presenta ocurre durante o inmediatamente después de la crisis. La reacción de violencia que en ocasiones se interpreta como crisis de locura se encuentra muy relacionada con el momento de la crisis. Estas son focales o parciales, también llamadas psicomotoras por las alteraciones conductuales que se presentan. En este caso no suele existir pérdida de conciencia o conocimiento, aunque sí tienen amnesia o no recuerdan lo sucedido. Son conductas de aparición brusca, sin sentido, no premeditadas, de uno o dos minutos de duración. La forma de diferenciarlas de conductas violentas verdaderas es la intensión premeditada de la agresión voluntaria.

Por tanto, un consejo práctico para estos casos es que durante este tipo de crisis no se intente detener, reducir o aplacar a la persona, aunque sea con intención de ayudar, incluso si somos familiares. Si intentamos detenerlos o reducirlos en dichos momentos, pueden presentar una reacción defensiva desproporcionada e incluso hacer daño, que se puede malinterpretar como violencia o agresividad. Lo mejor es proteger guardando una distancia e intentar tranquilizar de forma verbal para que no se sienta amenazado, la normalidad volverá en unos minutos.

Mito: las mujeres con epilepsia no pueden tener hijos

«Se vende: zapatos de bebé nunca usados» es la frase que Carmen lleva estampada en una camisa blanca con letras rojas al entrar a la consulta. Tenía 29 años de edad en aquel momento y más de 15 con diagnóstico de epilepsia. Carmen había renunciado a formar una familia y su neurólogo lo sabía. Perdió la ilusión de formar una familia con cuatro niños, dos niñas y dos niños, como siempre había soñado al lado de Juan, su esposo y novio de toda la vida. Perdió la ilusión después de sufrir un aborto que asumía como inexplicado en su primer y único embarazo, desde aquel momento le invadió una obsesión por buscar información que pudiera dar respuesta a por qué le había sucedido en el momento que más ilusionada estaba; seis meses de sueños se habían roto de la manera más cruel cuando un día intuyó que algo no iba bien al notar que los movimientos en su vientre habían desaparecido. Desde entonces, Carmen echaba la culpa a su enfermedad, todo lo que había leído hasta ese momento le conducía a esas conclusiones.

Cuando hablamos de mujer y epilepsia encontramos leyendas, mitos y estigmas que ellas sufren por la condición de ser mujer. Algunos pensamientos arraigados en nuestra sociedad hacen que muchas mujeres padezcan debido a preocupaciones relacionadas con mentiras sobre el embarazo, el parto, el tratamiento con medicamentos y la posibilidad de malformaciones al nacimiento. Por ser mujer con epilepsia, incluso se llega a cuestionar la capacidad para poder cuidar a sus hijos. De hecho, algunas encuentran información en lugares no adecuados o reciben consejos inapropiados de personas con ideas desafortunadas que despiertan preguntas sin encontrar respuestas. Después de toda información que produce un mar de dudas, no encuentran el apoyo adecuado y, al final, deciden no tener hijos, como lo hizo Carmen.

¿El embarazo y la epilepsia son compatibles?

La respuesta es sí. Actualmente, sabemos que la mayoría de las mujeres con epilepsia en edad fértil va a tener un embarazo y un parto normal. Es muy recomendable y necesario una planificación adecuada para conseguirlo.

¿Las mujeres con epilepsia pueden tener hijos?

Sí pueden tener hijos, además preciosos y totalmente sanos. Las mentiras relacionadas con leyendas, mitos y estigmas que hacen referencia a que no pueden tener hijos, o tienen alta probabilidad de tener hijos con malformaciones, lleva al sufrimiento y a decidir no tenerlos. Como cualquier otra mujer, pueden tener algún problema de fertilidad. En caso de existir este, debemos saber que, por lo general, tiene una solución con un final feliz. El origen de las dificultades para conseguir un embarazo puede tener varios motivos, como la disfunción sexual por disminución del deseo sexual o la libido, alteraciones hormonales o alteraciones relacionadas con la toma de algún medicamento para la epilepsia.

Los mayores problemas para conseguir un embarazo los podemos encontrar en mujeres con epilepsia de difícil control, como ya hemos visto, también llamada epilepsia farmacorresistente o epilepsia donde se utilizan más de dos medicamentos. En estos casos se debe planificar el embarazo de forma minuciosa en coordinación con su médico de cabecera y especialista habitual.

Otro problema que conlleva a la disminución de la fertilidad se da con el uso de algunos medicamentos como, por ejemplo, el ácido valproico, que además puede conducir a una enfermedad llamada síndrome del ovario poliquístico caracterizada por ganancia de peso con crecimiento del perímetro abdominal, crecimiento excesivo de vello facial o de otras áreas del cuerpo no habituales y alteraciones del ciclo menstrual, lo cual nos debe indicar que debemos consultar a nuestro médico. Debemos saber que actualmente la Administración de Medicamentos

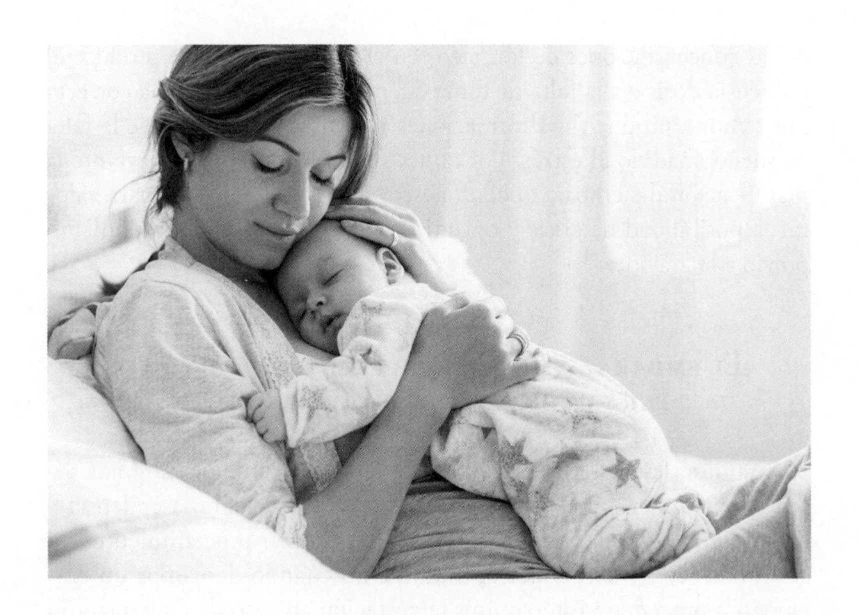

y Alimentos de Estados Unidos (FDA) y la Agencia Europea de Medicamentos (EMA) han prohibido el uso del ácido valproico en las mujeres en edad fértil. Esta prohibición se basa en los resultados finales del estudio llamado Efectos de Medicamentos Antiepilépticos en el Desarrollo Neurológico (NEAD, por sus siglas en inglés), que muestra que los niños expuestos a productos con valproato mientras su madre estaba embarazada tenían un cociente intelectual más bajo a los seis años que niños expuestos a otros medicamentos antiepilépticos.

Durante el embarazo, ¿las mujeres van a tener aumento del número de crisis?

La respuesta es no. Las mentiras sobre leyendas, mitos y estigmas sobre las mujeres con epilepsia en relación con el número de crisis durante el embarazo pueden llevar a tomar decisiones de rechazo a la gestación por temor de tener mayor número de crisis. Es importante tener en cuenta que existen estudios sobre el embarazo y la posibilidad de presentar o no crisis epilépticas. Estos estudios nos dicen que si una mujer tiene buen control de las crisis en el año previo, la probabilidad de sufrirlas durante el embarazo es mínima. Los estudios también han demostrado que otro de los motivos de crisis durante la gestación es la disminución de las concentraciones de fármacos en el organismo que se produce al reducir la dosis o a la falta de toma del medicamento de forma correcta por temor a producir malformaciones al feto. También influye la falta de sueño añadido al estrés. Por tanto, sigue siendo muy importante la planificación del embarazo con nuestro médico responsable para valorar la posibilidad de crisis y optimizar cualquier ajuste de tratamiento previo a la gravidez.

¿El embarazo y los medicamentos o fármacos para la epilepsia son compatibles?

La respuesta es sí. Las mentiras sobre leyendas, mitos y estigmas sobre el tratamiento con medicamentos o fármacos para la epilepsia y el embarazo llevan en muchas ocasiones a realizar procedimientos no adecuados como suspender el tratamiento cuando deseamos un embarazo o proceder a interrumpir la gestación en caso de embarazo no deseado.

Es muy importante dejar claro que lo ideal y necesario en estos casos es planificarlo adecuadamente con nuestro médico. De esta manera se puede gestionar el tratamiento farmacológico habitual de forma individualizada. Como estrategia, la dosis del tratamiento se puede disminuir o incluso se puede llegar a retirar el tratamiento en caso de que las crisis estén controladas y sea viable, obviamente previa valoración por el médico responsable de cada caso de forma individualizada. Además, debemos saber que es recomendable iniciar tratamiento con ácido fólico meses previo al embarazo.

¿Tienen mayor probabilidad de tener hijos con malformaciones al nacimiento?

La respuesta es no. Las mentiras sobre leyendas, mitos y estigmas con relación a la probabilidad de tener hijos con malformaciones al nacimiento en las mujeres con epilepsia lleva en la mayoría de las ocasiones a evitar el embarazo o proceder a interrumpir la gestación en caso de embarazo no deseado. Debemos dejar claro que las malformaciones al nacimiento no tienen relación por el solo hecho de que la mujer tenga epilepsia.

¿LAS MALFORMACIONES AL NACIMIENTO POR LA TOMA DE MEDICAMENTOS O FÁRMACOS PARA LA EPILEPSIA ES LA NORMA?

La respuesta es no. Las mentiras relacionadas con leyendas, mitos y estigmas que señalan que las mujeres con epilepsia que toman tratamiento con fármacos puedan tener niños con mayor posibilidad de malformaciones severas lleva a que decidan no quedar embarazadas por temor a tener niños con problemas o enfermedades al nacimiento que puedan limitar su calidad de vida.

En la actualidad se sabe que la mayoría de estas mujeres tendrá un embarazo, parto y descendencia normal. No obstante, somos conscientes de que todos los fármacos antiepilépticos en mayor o menor grado pueden producir o alterar el desarrollo del feto. Sin embargo, conocemos que el riesgo de producirse una malformación al nacimiento en la población sin epilepsia no es nula, existiendo la posibilidad de 1,6% a 2,1%, aproximadamente. En las que toman un fármaco, el riesgo de desarrollar malformaciones en el niño es de 4,8%, aproximadamente. En mujeres que toman más de dos fármacos, el riesgo sube a un 8,6%, aproximadamente. Además, tenemos que considerar que las malformaciones fetales al nacimiento no solo están relacionadas con la toma de medicamentos para la epilepsia. Es importante tener en cuenta el tipo de medicamento, el número de medicamentos y la dosis a tomar antes y durante el embarazo, principalmente, los primeros tres meses de iniciada la gestación. Al mismo tiempo, hay que tener en cuenta los antecedentes de malformaciones fetales al nacimiento en la familia, en tal caso, los porcentajes pueden ser mayores.

Otro aspecto a tener en cuenta es conocer qué malformaciones fetales se pueden producir, sobre todo en los primeros tres meses de embarazo. Incluso en algunos casos como el mielomeningocele en el primer mes, momento en que la mujer aún no sabe que pueda estar embarazada. Este es el motivo principal para realizar una planificación del embarazo, ya que va a permitir gestionar el tratamiento y poder prevenir esta situación.

Una noticia alentadora indica que estudios recientes han observado que existe un descenso significativo en el porcentaje de malformaciones fetales en los últimos años. Este se relaciona con el menor uso de fármacos antiguos como la carbamazepina, fenitoina, fenobarbital, ácido valproico y al desarrollo de estrategias de planificación del embarazo en mujeres con epilepsia en edad fértil. En los diferentes registros se hace notar que el medicamento para la epilepsia que muestra mayor riesgo de malformaciones fetales al nacimiento, mayor índice de alteraciones conductuales e influencia negativa en el índice de cociente intelectual es el ácido valproico. A raíz de estas observaciones, la Academia Europea de Neurología (EAN) y la ILAE en Europa han recomendado evitar el uso de este fármaco en mujeres con epilepsia en edad fértil, salvo que no existan otras alternativas terapéuticas. En caso de uso inevitable, se recomienda dar información detallada de los riesgos a la paciente y familiares dejando constancia en la historia clínica dicha información. En aquellos pacientes con epilepsia o síndromes epilépticos en los que es altamente eficaz, se puede proponer la toma de ácido valproico tras una planificación de anticoncepción segura y un seguimiento más detallado.

El proyecto EURAP (European Concerted Action on the Teratogenesis of Antiepileptic Drugs) es un ambicioso registro europeo que analiza los efectos teratogénicos que pueden producir los fármacos al nacimiento en aquellas mujeres que han tomado tratamiento durante el embarazo. El estudio creó una base de datos que recoge de forma prospectiva aquellos aspectos de la madre y del feto que pueden influir en la presencia de malformaciones congénitas como el tipo de fármaco que ha estado tomando, sus combinaciones, la dosis, la valoración del historial de malformaciones en la familia, el registro de crisis durante el embarazo, uso de ácido fólico previo al embarazo y muchos otros aspectos. Algunos resultados analizados del proyecto EURAP con ocho medicamentos de uso frecuente en monoterapia mostraron los siguientes resultados de malformaciones fetales al nacimiento: ácido valproico, el más alto con 10,3%; fenobarbital, 6,5%; fenitoina, 6,4%; carbamazepina, 5,5%; topiramato, 3,9%; oxcarbazepina, 3%; lamotrigina, 2,9%, y levetiracetam, 2,8%.

Las malformaciones fetales estudiadas en detalle relacionadas con la toma de medicamentos para la epilepsia son: ácido valproico: espina bífida, defecto cardiaco de septo y alteraciones genitales como hipospadias, hendiduras faciales y craneosinostosis. La carbamazepina: espina bífida en menor grado que el ácido valproico. Fenobarbital: malformaciones cardiacas y hendidura facial. Topiramato: hendiduras faciales.

Los datos actuales relacionados con malformaciones fetales con los fármacos de última generación son muy escasos, por lo que no se puede llegar a conclusiones fiables siendo necesario valorar su uso de forma individualizada. No obstante, es fundamental tener presente que el fármaco antiepiléptico ideal o más indicado para cada paciente es aquel que controle sus crisis con la menor toxicidad posible.

¿Ante un embarazo inesperado tenemos que interrumpirlo o dejar de tomar tratamiento antiepiléptico?

No es necesario interrumpir el embarazo ni dejar de tomar el tratamiento. Actualmente, seguimos escuchando mentiras relacionadas con leyendas, mitos y estigmas que indican el hecho de que ante un embarazo inesperado la probabilidad de malformaciones fetales graves es alta. Esta situación produce alteraciones emocionales e incertidumbre y sufrimiento en mujeres con epilepsia que han quedado embarazadas de forma inesperada. Ante esta situación de desesperación e incertidumbre y falta de información, muchas mujeres deciden interrumpir su gestación por el temor a tener hijos con malformaciones graves que puedan limitar su calidad de vida.

Debemos saber que ante el supuesto de un embarazo inesperado es recomendable continuar con el tratamiento habitual y consultar con el médico responsable que lleva el caso para recibir más información y decidir conjuntamente los procedimientos a seguir. No es recomendable dejar el tratamiento de forma brusca, ya que las crisis durante la gestación pueden ser más perjudiciales para la madre y el niño que el mismo tratamiento farmacológico. Debe tranquilizarnos saber que, por lo general, los embarazos inesperados concluyen con un final feliz tras el estudio adecuado de cada caso.

¿La epilepsia es hereditaria por lo que existe una alta probabilidad de que las mujeres que la padecen tengan hijos con epilepsia?

La respuesta es no. En nuestros tiempos todavía perduran mentiras basadas en leyendas, mitos y estigmas que afirman que las mujeres con epilepsia tienen o van a tener con alta probabilidad hijos con la misma enfermedad, ya que es hereditaria, lo cual conlleva al sufrimiento y a decidir no tener hijos. En estos momentos, podemos decir con total seguridad que la mayoría va a tener hijos totalmente sanos.

Es muy importante tener en mente algunos datos que debemos saber para echar por tierra mentiras y romper leyendas, mitos y eliminar estigmas:

DEBEMOS SABER QUE:

- — En los casos de epilepsia hereditaria el riesgo de herencia por lo general es bajo y oscila entre un 2,4 y un 4,6%, siendo algo mayor que en la población general (1%).
- — El riesgo de transmitirla a los hijos es mayor cuando esta se ha iniciado antes de los 20 años de edad (2,3-6,0%) que cuando se ha iniciado después de los 20 años de edad (1,0-3,6%).
- — Si se inicia después de los 35 años de edad, el riesgo de tener epilepsia es el mismo que en la población general normal (1% aproximadamente).
- — La probabilidad de heredarla es algo mayor para la epilepsia generalizada mioclónica (4-8%) o la epilepsia con ausencias (5-9%).
- — Cuando se habla de casos con base genética no implica necesariamente que sea familiar ni hereditaria.
- — Actualmente existe un gran desarrollo de nuevas técnicas genéticas, pero que no implica que estas sean necesariamente útiles para todos, ni que estén indicadas en la práctica clínica habitual de forma generalizada. En la actualidad, las pruebas genéticas están indicadas para trastornos específicos, donde el especialista estudia una mutación que permita ahorrar otras pruebas innecesarias de alto coste o invasivas. El neurólogo decidirá realizar estudios más específicos en aquellos casos que permita establecer el diagnóstico, pronóstico y orientar en el consejo genético o guiar en el manejo terapéutico.

Pasado el tiempo, con la información de su neurólogo, Carmen comprendió muchas cosas, quitó de su mente pensamientos negativos y comprendió que sí podía realizar sus sueños sin ningún problema. Actualmente, tiene dos niñas totalmente sanas: Carmen y Rocío, de tres años y un año de edad, respectivamente, y su meta de llegar a tener cuatro niños no la ha perdido. Tiene dos niñas, ahora lo difícil será conseguir en los próximos dos embarazos dos niños, para buscar el equilibrio como ellos habían soñado.

Mito: los hombres con epilepsia no pueden tener hijos

— ¿Sabes quién es Gregorio Samsa?

Preguntó Esteban a Pedro, el sacerdote de su iglesia, mientras le extendía dos folios. Esteban consideraba a Pedro su amigo, su protector, su consejero que siempre le escuchaba y orientaba en momentos difíciles.

El primer folio llevaba impreso el siguiente párrafo: «Una mañana, tras un sueño intranquilo, Gregorio Samsa se despertó convertido en un monstruoso insecto».

— Claro que sí —contestó Pedro—. Si mi memoria no me falla es del libro de *La metamorfosis* de Kafka. Dime, ¿qué bicho te ha picado con Kafka?

—No es ninguna picazón. Ese tal Kafka ha escrito mi historia, en ese libro me veo reflejado, Pedro, lo he leído más de cinco veces y esa es la historia de mi vida.

El segundo folio llevaba impreso: «Similitudes entre Gregorio Samsa y yo: obesidad, feo, apenas me puedo mover, me rechazan y no encuentro trabajo como ese monstruoso insecto».

Esteban tiene 53 años de edad, más de 20 años con diagnóstico de epilepsia y muchos problemas relacionados con su autoestima.

Estas personas pueden presentar problemas de autoestima. Por lo que es importante tener un apoyo profesional para poder aliviar la carga emocional relacionada con la enfermedad. Es importante conocer que existen mentiras relacionadas con mitos y leyendas originadas en ideas erróneas que se relacionan con problemas de imagen que pueden afectar nuestras emociones y autoestima. De hecho, hay hombres que sufren estos problemas que reciben consejos inapropiados de personas con ideas desafortunadas que producen un mayor sufrimiento.

¿Los hombres con epilepsia no pueden tener hijos?

Sí pueden tener hijos. Por lo general, tienen hijos saludables. Existen mentiras en relación con leyendas, mitos y estigmas que indican que tienen grandes dificultades o incluso que no pueden tener hijos. Otra gran mentira es que existe alta probabilidad de tener hijos con problemas de salud al nacer. Estas ideas producen sufrimiento y pueden conducir a estas personas a decidir no formar una pareja o no tener hijos.

En algunos hombres con epilepsia puede existir dificultad para conseguir la fecundación, al igual que otros que no la padecen. En estos casos debemos consultar con nuestro médico para planificar su estudio, ya que por lo general tiene solución. El origen de la dificultad para conseguir la fecundación puede tener varios motivos, como la disfunción sexual, las alteraciones hormonales, alteraciones psicosociales, alteraciones relacionadas con la toma de algún medicamento e incluso alteraciones con nuestra autoestima que producen gran inseguridad para desarrollar una vida sexual normal, por ejemplo. Sí sabemos que los hombres que tienen mayor dificultad para conseguir una fecundación son aquellos que sufren una epilepsia de difícil control o también llamada farmacorresistente, donde se utilizan más de dos medicamentos para el control de las crisis. No obstante, los hombres con epilepsia de difícil control también tienen solución y se pueden y deben estudiar.

¿Tienen tendencia a tener obesidad?

La respuesta es no. Nuestro estilo de vida es el principal responsable para conducirnos a la ganancia de peso. La calidad de nuestra alimentación y la falta de actividad física tiene una relación directa con esta y con la obesidad. La ganancia de peso influye negativamente sobre la imagen de cualquier persona y repercute en su autoestima. Si tenemos este problema debemos ser conscientes de que estamos por atravesar una línea muy delicada en la que todo es negativo. Problemas de imagen y autoestima conducen a dificultades para la integración social que lleva al aislamiento y alteraciones del estado de ánimo disminuyendo la calidad de vida.

Ahora la pregunta es ¿qué caminos podemos seguir para dar una solución a este problema?

Desde mi experiencia como neurólogo y neurofisiólogo clínico, he observado resultados extraordinarios de quienes han realizado las siguientes estrategias para alcanzar sus objetivos:

— Asumir que podemos cambiar nuestra imagen, que no es culpa de la enfermedad.
— Práctica de actividad física aeróbica moderada, como caminar a paso rápido una hora al día o correr de forma pausada evitando sobreesfuerzos.
— Una dieta saludable.
— Trabajar nuestra autoestima es vital y sí se puede.

La siguiente pregunta es ¿cómo iniciar este nuevo camino?

Una de las claves es crear hábitos saludables. Y los nuevos hábitos suponen un esfuerzo que se consiguen con disciplina. De hecho, no conozco a ninguna persona que haya conseguido hábitos saludables sin disciplina o consiga cambios sin esfuerzo.

Beneficios de la actividad física aeróbica moderada de forma periódica

Es muy recomendable para mantener una buena salud en general y en el caso de epilepsia, en particular. Tiene efectos beneficiosos, como la neuroprotección a través de propiedades antioxidantes, anticitotóxicas y de eliminación de radicales libres del sistema nervioso central. Además, estimula áreas del cerebro, especialmente en el hipotálamo, amígdala, hipocampo, corteza prefrontal, que aportan mayor agilidad mental y han demostrado incluso inhibir los mecanismos responsables de la propagación de la actividad epiléptica previniendo nuevas crisis.

Beneficios de una dieta saludable

Lo más importante de realizarla es poder prevenir muchas enfermedades que nacen con el sobrepeso o la obesidad. Las consecuencias de estos últimos son muchísimas, como la hipertensión, aumento del colesterol, diabetes *mellitus*, dolores articulares, hernias discales y un sinfín de problemas que van a repercutir en nuestra imagen disminuyendo nuestra autoestima y calidad de vida. Sin embargo, es muy importante saber que todos podemos ser saludables, todos podemos tener un cuerpo cómodo, activo y sano.

Y aquí viene la gran pregunta: ¿qué dieta hago? Lo mismo ya has realizado varias y no te han dado resultado. Un dicho popular dice algo contundente que merece premio:

Menos plato y más zapato. Comer menos con más actividad física aeróbica. Así de sencillo y así de difícil. Sencillo, todo el mundo lo tiene a su alcance. Lo difícil es que necesitamos disciplina y perseverancia; lo bueno es que no cuesta dinero y todo el mundo lo tiene a su disposición. En cuanto a la dieta, lo importante es realizar una personalizada teniendo en cuenta si padeces alguna enfermedad, la actividad y el trabajo que desarrollas. Por tanto, aquí lo ideal es consultar con un profesional médico que estudie tu caso y personalice una para ti.

Beneficios de aumentar nuestra autoestima

— Nos va a fortalecer nuestra confianza. Fortalecerla significa tener mejores relaciones sociales y profesionales.
— Nos va a permitir aceptar críticas, tener una actitud positiva hacia nosotros mismos y hacia los demás. Las críticas de otros ya no te molestarán y podrás expresar libremente tus pensamientos, sentimientos y opiniones.
— Nos va a ayudar a comprender los errores sin sentirnos culpables, sin sentirnos débiles o vulnerables y a afrontar las inevitables dificultades que surgen en la vida.
— Nos va a permitir buscar nuevas formas de aprender a fortalecer nuestras emociones, nuestro crecimiento. Podrás afrontar mejor las dificultades, la ansiedad y la depresión.
— Nos va a permitir considerarnos personas dignas, incluso cuando somos criticados, ya que tu autoestima ya no proviene de la aceptación de los demás.

Así que trabajar para tener una autoestima saludable nos llevará a ser personas felices y asumir que nos merecemos las cosas buenas que la vida nos tiene reservadas.

Y ahora la gran pregunta: ¿cómo puedo mejorar mi autoestima?

El gran secreto es trabajar mucho en ti, consiste en cambiar la opinión y creencia que tienes sobre tu propia persona, hay que quitar opiniones dañinas como: «Soy una víctima de todo lo que me sucede y no puedo cambiarlo». Podemos dar la vuelta a esas creencias y saber que tienes la capacidad para conseguir tus objetivos, que si no lo haces tú, nadie lo hará por ti. Si logras asumir estos cambios, los beneficios serán maravillosos.

¿Los hombres tiene más posibilidades de tener epilepsia?

La respuesta es sí. Desde los orígenes de la documentación hasta nuestros días se observa que su incidencia es algo mayor en hombres que en mujeres. Determinados estudios lo relacionan con el estilo de vida y con la mayor incidencia de factores de riesgos como los accidentes de tráfico, accidentes laborales, que pueden producir golpes o traumatismos en la cabeza pudiendo provocar crisis epilépticas incluso de por vida. Además, como hemos visto, nuestro estilo de vida, como la falta de actividad física y una dieta no saludable, puede conducir a la obesidad con los riesgos cardiovasculares que ello supone. Si a esto le añadimos el consumo de tabaco, vamos a favorecer la posibilidad de un infarto cerebral o ictus, con la probabilidad de desarrollar crisis epilépticas por el daño cerebral adquirido.

¿La tasa de mortalidad es más alta en hombres con epilepsia?

Más del 75% de las personas con epilepsia tienen una esperanza de vida similar a la población en general. La probabilidad de una muerte prematura dependerá de muchos factores, como son las enfermedades asociadas a la epilepsia, su causa, el control de las crisis, especialmente en la de difícil control.

Una causa que no debemos olvidar debido a su gran importancia son los traumatismos o golpes graves en la cabeza, los cuales representan la primera causa y discapacidad en los hombres a nivel mundial. En países desarrollados se han creado estrategias para disminuir este inconveniente. Se han establecido programas de prevención de riesgos laborales y se han desarrollado normas restrictivas con limitaciones de velocidad para conducir, uso de cascos y cinturón de seguridad para los conductores de vehículos. A través de estas estrategias se ha conseguido disminuir la epilepsia relacionada con golpes en la cabeza en la población en general y en los hombres en particular. No obstante, en muchos países estas normas no son consideradas y continúan siendo un motivo importante de daño cerebral, de epilepsia y de muerte.

Una enfermedad poco estudiada que puede acarrear peor control de la epilepsia en los hombres aumentando su mortalidad es el síndrome de apneas e hipopnea obstructiva durante el sueño (SAHS). Esta enfermedad se caracteriza por estar presente con mayor frecuencia en personas con sedentarismo, sobrepeso, obesidad y que roncan. Durante el sueño se producen momentos repetidos de apneas o segundos de dejar de respirar correctamente, interfiriendo en la profundidad y calidad de sueño. Las consecuencias al día siguiente son sensación de sueño no reparador, excesivo sueño durante el día, sensación de cansancio. Las consecuencias a medio y largo plazo, en los meses o años siguientes, se relacionan con falta de concentración o sensación de pérdida de memoria, alteraciones del estado de ánimo como ansiedad, fácil irritabilidad y depresión. Estos problemas conducen a perpetuar alteraciones en el control del apetito de forma desmedida con resultados de mayor ganancia de peso, obesidad, aumento de colesterol, mayor probabilidad de hipertensión arterial, mayor riesgo de infarto cardiaco o infarto cerebral (ictus), lo cual también disminuye la esperanza de vida. La buena noticia es que una vez hecho el diagnóstico tiene un tratamiento que puede revertir el problema consiguiendo mejor control de las crisis epilépticas y mejor calidad de vida.

Mito: las personas con epilepsia no pueden estudiar

¿Sabías qué?... Alfred Nobel, Albert Einstein, Vincent van Gogh, Isaac Newton, Fiódor Mijáilovich Dostoyevski, Ángeles Mastretta, Napoleón Bonaparte, Alejandro Magno, Julio César y Juana de Arco, además de haber vivido con esta enfermedad, compartieron muchas cosas en común como la inteligencia, el talento, la creatividad, mucho trabajo y mucho esfuerzo, cualidades todas que les permitieron conseguir sus objetivos. Esto nos sirve para reflexionar que la epilepsia no tiene nada que ver con la incapacidad mental o limitaciones para no poder estudiar.

Estas personas pueden desarrollar su creatividad sin limitaciones y tienen un talento que les permite aprender constantemente como cualquier otra. La clave está en el esfuerzo, en la perseverancia, en buscar metas y objetivos que nos tengan motivados. Ya decía Ludwig van Beethoven: «El genio se compone del dos por ciento de talento y del noventa y ocho por ciento de perseverante aplicación». Y si lo ha dicho Beethoven, hay que tomar nota.

¿Las personas con epilepsia pueden estudiar?

La respuesta es sí. En nuestra sociedad hay grandes profesionales que la padecen y han podido estudiar y siguen estudiando, han logrado sus objetivos consiguiendo un título profesional o una formación para desarrollar un trabajo de forma eficiente en todos los campos. No constituye por sí misma una barrera para conseguir todas nuestras metas. Más de dos tercios de las personas con epilepsia podrán estudiar sin limitaciones y lograr una formación al igual que el resto de la población. Diferentes estudios afirman que las personas que obtienen mejores logros son aquellas que conocen su enfermedad y la aceptan. Se recomienda informar a nuestro centro educativo, amigos más cercanos de la escuela o universidad o en el trabajo para crear una relación de confianza que pueda brindar comprensión, ayuda o apoyo en caso necesario.

Un tercio de las personas con epilepsia, ya sean niños, adolescentes y jóvenes, pueden tener dificultades en el rendimiento escolar que puede estar relacionado con el tipo de crisis epilépticas, con su frecuencia, con el tipo de tratamiento que recibimos, con nuestras emociones por circunstancias psicosociales y el temor a sufrir una crisis en el momento inesperado. Por tanto, es necesario la comprensión de la familia, la información al centro educativo y de los amigos para trabajar en nuestras emociones y reforzar la autoestima con todo el apoyo posible que permita una educación efectiva.

Como padre o cuidador, ¿debemos aportar información a la unidad educativa?

En el caso de los niños, como padre o cuidador, debemos aportar toda la información necesaria a los maestros y demás personal de la escuela o unidad educativa para crear este entorno de aprendizaje que pueda prestar el apoyo y la comprensión en el momento adecuado, donde nuestros hijos puedan crecer y prosperar al igual que los demás. Poder aportar información sobre la epilepsia, tanto a los profesores como a los compañeros, nos va a facilitar educar y saber cómo reaccionar ante una crisis epiléptica y evitar el mal momento que puede causar una, con las consecuencias de reacciones de rechazo y miedo ante una situación desconocida que puede llegar incluso a apartar al niño o adolescente de la actividad normal. Es muy recomendable que los padres informen, soliciten y realicen una reunión educativa con la dirección y profesores al principio del curso.

Como centro educativo o profesor, ¿qué debemos hacer?

Es recomendable que tanto la dirección del centro educativo como los profesores organicen una actividad educativa para explicar a los compañeros lo que significa la epilepsia. Esto permitirá una mejor concienciación y permitirá compartir de forma más adaptativa con alguien que padece la enfermedad. Esta información se debe transmitir de manera amena, positiva y lo menos dramática posible, dando a conocer qué debemos hacer y qué no en caso de presentar una crisis epiléptica. De esta forma, eliminaremos el temor y la incertidumbre que nos puede producir tener un alumno con epilepsia oculto en la clase. No hay que olvidar que este miedo también lo viven los niños y sus padres, miedo a la posibilidad de rechazo ante una crisis inesperada y a la reacción que pueda desencadenar en sus compañeros. Es importante aceptar que su grupo de compañeros es el mejor entorno social para que el niño con esta afección aprenda a desenvolverse con sus iguales, además de incentivar que pueda expresar sus sentimientos y emociones, incluida la rabia y la frustración, de un modo adecuado. Ante todo, que aprenda a querer y a ser querido. Es importante recordar que los niños no tienen los mismos prejuicios que los adultos y convivir con otros con diferentes circunstancias les enriquece y les hace más tolerantes y comprensivos. Por tanto, debemos trasmitir que se trata de una enfermedad como otra, exigirle lo mismo que al resto de sus compañeros, permitiendo que crezca y desarrolle su potencial sin sobreprotección, sin miedos. Con esto, las personas que estamos en contacto de algún modo con estos niños y sus familias también aprendemos a ser tolerantes, aprendemos a convivir y a tener una actitud más positiva ante la vida. Un aspecto muy importante a destacar es que los mejores logros educativos se producen cuando la persona con epilepsia, la familia, los compañeros y los educadores conocen la enfermedad y desarrollan actitudes para mejorar la autoestima y normalizar la convivencia.

¿Cómo evitar el acoso escolar, la marginación o discriminación?, ¿qué debo hacer como padre, cuidador, profesor, compañero o amigo?

Todos los niños pueden sufrir acoso escolar (*bullying) en un determinado momento*, ya que puede llevar a la marginación o a la discriminación en la unidad educativa. Hay estudios al respecto que han observado que los niños con epilepsia pueden ser más susceptibles y ser un blanco perfecto para el acoso. Por tanto, ante la sospecha de que nuestro hijo, compañero, alumno o amigo es víctima de acoso escolar o discriminación, los expertos aconsejan que debemos ponerlo en conocimiento y buscar una solución de inmediato.

Como joven universitario, ¿qué debo hacer?

En casos de ser un joven universitario es recomendable informar a los amigos más cercanos de nuestra enfermedad, informar del tipo de crisis que tenemos para saber qué hacer y qué no en caso de sufrir una. Este procedimiento nos puede evitar reacciones de rechazo y miedo en caso de presentar una crisis inesperada.

Cuando tenemos dificultades para estudiar, ¿qué estrategias seguir?

Las personas con epilepsia pueden presentar dificultades para estudiar como cualquier otra. Lo primero que debemos tener en cuenta es si hay un método adecuado de estudio y un lugar idóneo para hacerlo. También, la dificultad para estudiar puede ocurrir según el tipo, la frecuencia de las crisis, el tipo de tratamiento recibido, por lo que se puede necesitar ayuda para mantener el mismo nivel o el nivel aproximado a los demás estudiantes. Incluso, necesitaremos de un apoyo educativo especial en ocasiones cuando muestre retraso psicomotor o alteraciones conductuales importantes, aunque estas situaciones son las menos frecuentes.

La necesidad de asistir a escuelas de formación especializadas o de recibir un apoyo específico no queda determinada por la enfermedad por sí sola, sino por su asociación a trastornos neuropsicológicos de distinta índole. Hay leyes que facilitan la integración social de los discapacitados, establece que la educación especial será impartida transitoria o definitivamente a las personas con discapacidad que les resulte imposible la integración en el sistema educativo habitual. La orientación profesional será prestada por equipos multiprofesionales integrados por educadores, profesionales sanitarios y laborales. La labor de estos equipos orienta y aconseja, ya desde la juventud, una formación para un puesto de trabajo adaptado con el fin de evitar accidentes laborales y conseguir que la pueda desarrollar una actividad profesional apropiada que le permita integrarse en el mercado laboral.

Para facilitar la formación de las que tengan determinada dificultad, existen algunas estrategias relacionadas con posibilidades de modelos de escolarización a trabajar según la necesidad de ayuda requerida. Las diferentes asociaciones recomiendan tener en cuenta las siguientes observaciones:

Ninguna intervención específica: niños con inteligencia normal, ninguna o muy pocas crisis, sin deterioro cognitivo, sin trastornos de adaptación ni dificultades de conducta.

Refuerzo pedagógico, rehabilitación de dificultades de aprendizaje o psicoterapia: niños con inteligencia baja, pocas crisis, algún déficit neurocognitivo, trastornos de aprendizaje y ligeros trastornos conductuales y afectivos.

Modelos pedagógicos multidisciplinarios en aulas de integración: crisis muy frecuentes, alteración de conducta importante, déficit mental, trastornos motores, dificultades perceptivo-sensoriales, trastornos conductuales y afectivos.

Centros específicos: todo lo citado anteriormente, pero de forma más grave.

Además, debemos conocer que el rendimiento escolar de los niños con epilepsia va a depender y se va a ver influido por varios factores o situaciones como:

La capacidad intelectual de forma individual, las estrategias de estudios planificadas en el hogar y en la unidad educativa, la programación y perseverancia en los objetivos fijados.

La frecuencia de las crisis desempeña un papel importante en el rendimiento escolar, cuantas más crisis, más dificultades y menor rendimiento. Las crisis frecuentes de difícil control interfieren en el aprendizaje al disminuir la vigilancia e interferir con el almacenamiento de información a corto plazo. Además, conllevan al uso de más de un fármaco o medicamento o la necesidad de aumentar la dosis de medicinas que también influye en la atención y retención de información. A todo esto se añade la frustración, alteraciones del estado de ánimo como consecuencia de la falta de control de las crisis, lo que suma dificultades para el progreso educativo que lleva al mal rendimiento escolar o universitario.

Según el tratamiento recibido, algunos medicamentos pueden ocasionar fatiga, falta de concentración, lentitud o menor fluidez de pensamiento, disminución de la atención y dificultades para memorizar de forma efectiva.

Otros factores como enfermedades asociadas o desajustes de la personalidad pueden condicionar también el aprendizaje. El entorno familiar, factores sociales, factores psicológicos inherentes a la personalidad de cada individuo que se relaciona con cómo se puede percibir la enfermedad en el medio familiar y escolar.

Cómo afrontan la enfermedad los padres es un factor determinante. La sobreprotección que pueda conllevar a la dependencia emocional, la vivencia con ansiedad hace que los niños, los adolescentes y los jóvenes sean especialmente vulnerables y tengan problemas de autoestima que pueden influir en la confianza en sí mismos y genere rendimientos escolares inferiores a las posibilidades reales, lo que acarrea el riesgo de repetición de cursos, peor rendimiento escolar y mayor necesidad de apoyo educativo. Por tanto, en determinados casos es muy importante la intervención psicológica que apoye y dé información a los padres y ayude a gestionar situaciones para afrontar con mejor capacidad situaciones que puedan producir ansiedad, estrés y alteraciones del estado de ánimo. Ayudar a asumir la enfermedad y trabajar en estrategias o técnicas para mejorar la relación con los hijos y trabajar en potenciar con inteligencia emocional y la autoestima.

Las estrategias en el grupo de personas con epilepsia que muestran dificultades en el aprendizaje pueden necesitar intervenciones específicas y algún refuerzo pedagógico por parte de los profesionales de los equipos de orientación educativa e incluso escolarización en un aula o centro específico de educación especial, según el caso si así lo requiere. Además, no debemos olvidar el fomento de la actividad física aeróbica de forma periódica, mejor en grupos, y motivar a las actividades extracurriculares.

Una estrategia idónea para llevar a cabo como padres, familia y profesores es trabajar en la autoestima, ya que constituye un instrumento poderoso para enfrentar los altibajos de la vida y potencia la capacidad de forjar relaciones sanas, responsables y la confianza para esforzarse en lograr sus metas personales y profesionales. Para ayudar en el desarrollo de la autoestima debemos:

— Hablar de la enfermedad de manera positiva involucrando a la familia y a los amigos más cercanos, principalmente cuando se dialoga acerca de las crisis.
— Reconocer y valorar sus habilidades y esfuerzos para conseguir sus metas.
— Animar a explorar y a enfrentar nuevas experiencias, ayudará a sentir confianza en sus habilidades.
— Evitar comparaciones desfavorables con otras personas con epilepsia, hermanos, familiares o amigos.
— Evitar la sobreprotección y respetar la necesidad de tener privacidad y tiempo para estar solo.
— Estimular confianza para conversar directamente con su médico, que sea capaz de realizar sus propias preguntas y exprese sus sentimientos de forma privada.
— Evitar restricciones por temor a las crisis, incluirle en la toma de decisiones relacionadas con expectativas razonables.
— Evitar relacionarla con discapacidad y minusvalía.
— Es fundamental incluir una orientación profesional en la adolescencia para conocer profesiones con restricciones en estas personas.

Mito: la epilepsia es mortal

Noticias que impactan y hacen que se vea como una enfermedad mortal son las siguientes: «Muere el actor Cameron Boyce, estrella de Disney Channel, a los 20 años a raíz de una convulsión mientras dormía; tenía epilepsia. El actor y bailarín Cameron Boyce, estrella de Disney Channel, ha muerto por una enfermedad que padecía desde hacía tiempo y de la que estaba siendo tratado, según ha confirmado este sábado la familia a *ABC News*. La causa más probable fue la muerte súbita en la epilepsia (SUDEP), comentó Orrin Devinsky, director del Centro Integral de Epilepsia de NYU Langone en Manhattan, aunque no era médico de Boyce».

¿La epilepsia es mortal?

La respuesta es no. En los países con alto ingreso económico, más del 70% de las personas con epilepsia tienen un buen control de las crisis que se relaciona con un índice de mortalidad o probabilidad de morir similar a la población normal. No obstante, es cierto que existe un 30% de personas con epilepsia con una enfermedad de difícil control. En estas las expectativas de vida se ven reducidas e incluso se presenta con más frecuencia el fenómeno conocido como muerte súbita o SUDEP, que es un acrónimo cuyo significado es *sudden unexpected death in epileptic patients* o muerte súbita inesperada en pacientes con epilepsia. La muerte súbita puede ser presenciada o no, ocurre en circunstancias imprevistas con o sin evidencia de una crisis donde la valoración médica no encuentra la causa de muerte. Esta no ocurre por traumatismo o ahogamiento y se excluye el estado de mal epiléptico o crisis epilépticas repetidas de forma mantenida por más de cinco minutos en el momento de la muerte.

¿La muerte súbita se produce en todas las personas con epilepsia?

La respuesta es no. Esta pregunta se la realizan muchas familias por la preocupación e incertidumbre que ocasiona la enfermedad, por lo que es importante dejar claro algunos aspectos que nos pueden ayudar. La incidencia de la muerte súbita en las personas con epilepsia es baja, aproximadamente de 1/1.000 pacientes/año. Puede llegar a 6/1.000 pacientes/año en las personas con epilepsia crónicas de difícil control.

Actualmente, conocemos algunos factores de riesgo en los que ocurre la muerte súbita con más frecuencia:

— Más frecuente en los hombres.
— Inicio de la epilepsia antes de los 16 años de edad.
— Larga duración de la enfermedad, más de 15 años de evolución.
— Presencia de tres o más crisis generalizadas tónico-clónicas al año.
— Crisis de predominio nocturno.
— No tomar el tratamiento de forma adecuada.
— Se asocia con más frecuencia a la discapacidad intelectual.

¿Por qué sucede la muerte súbita o SUDEP?

Aunque desconocemos totalmente por qué se produce la muerte súbita en estos pacientes, en el proyecto de investigación con el nombre MORTEMUS se han estudiado aspectos muy interesantes. Por ejemplo, se ha observado a través de estudios de monitorización de vídeo y electroencefalografía realizada de forma simultánea (técnica conocida como videoelectroencefalografía) que el mecanismo principal que conduce a la muerte súbita se inicia con alteraciones graves de la función respiratoria y cardiaca después de una crisis generalizada tónico-clónica, siendo la muerte más frecuente si la persona se encuentra bocabajo en ese momento.

¿La muerte súbita o SUDEP se puede prevenir?

La respuesta es sí. Muchos estudios nos permiten conocer cada día más detalles de la causa por la que se produce la muerte súbita. Este conocimiento nos ha dado la oportunidad de desarrollar algunas medidas de prevención como la búsqueda del control adecuado de las crisis tónico-clónica generalizadas, evitar dormir bocabajo y recomendar la supervisión nocturna en personas de alto riesgo que permita una reanimación temprana, ya que puede salvar una vida.

¿Existe algún medio o tecnología que nos pueda ayudar a realizar la supervisión de crisis en las personas con epilepsia que tengan alto riesgo de muerte súbita?

La necesidad de supervisión de crisis en personas con epilepsia de alto riesgo de muerte súbita ha llevado a la búsqueda de tecnología que pueda alertar la presencia de crisis principalmente durante la noche o en situaciones imprevistas. Hay buenas noticias al respecto, se están desarrollando varias estrategias innovadoras de la mano de grandes emprendedores con la ayuda de las nuevas tecnologías. Actualmente, ya se han conseguido los primeros sistemas de detección de crisis nocturnas en forma de pulseras o sensores colocados en un auricular con resultados esperanzadores.

Emprendedores españoles a la cabeza de David Blánquez, padre que tiene una hija con epilepsia, han creado un dispositivo en un auricular, similar al usado por las personas con dificultades de audición, que avisa a los pacientes o a sus padres o cuidadores de la inminencia de una crisis entre uno y tres minutos previos a que esta se produzca gracias al sistema desarrollado. El dispositivo se coloca en la oreja y el riesgo de una crisis epiléptica se visualiza o se supervisa en un reloj. Cuando se encuentra una señal en verde, existe un bajo riesgo de sufrir una crisis en los próximos minutos, lo que permite realizar cualquier actividad sin peligro. Si cambia a amarillo, avisa de que hay posibilidad de sufrir alguna, es una alerta. Finalmente, el rojo advierte del peligro inminente de que se produzca una crisis en los próximos minutos, por lo que es el momento en el que podemos actuar aplicando una medicación o colocándola en posición de seguridad para evitar posibles accidentes o lesiones.

¿Qué sabemos de la mortalidad en los países con ingresos económicos bajos?

La realidad cambia totalmente en países con ingresos económicos bajos, donde la pobreza no permite realizar un diagnóstico ni recibir un tratamiento adecuado. En estos países existe una mayor mortalidad y discapacidad en las personas con epilepsia. El problema es preocupante al observar que más del 80% de las personas que la padecen viven en estos países de ingresos económicos bajos. Según la OMS, las cifras son alarmantes, entre 8 a 9 de cada 10 personas con epilepsia en estos países no reciben tratamiento. Por tanto, en cifras globales solo 10 millones aproximadamente reciben un tratamiento médico adecuado y más de 40 millones no lo reciben, por lo que actualmente se considera un problema de salud pública.

¿Qué podemos hacer para ayudar a países con ingresos económicos bajos?

En estos países se puede ayudar de muchas formas, lo principal es cooperar al impulso de su desarrollo económico. En estos momentos es básico mejorar la atención médica. Estos países cuentan con insuficientes sistemas sanitarios, falta de medicamentos esenciales, de personal y de capacitación de este.

Otros problemas que se suman son los relacionados con las creencias culturales y tradiciones que a menudo llevan a perpetuar mitos y leyendas que conducen a no valorar la enfermedad como una condición tratable, arrastrando con nosotros costumbres milenarias que pueden llevar incluso a la muerte. Como ya lo hemos visto, en muchos lugares todavía se sigue considerando que es un padecimiento que se atribuye a un castigo de Dios, una maldición o a la brujería. Incluso en muchos casos se sigue creyendo que es contagioso o algo sobrenatural provocando miedo. Todo esto lleva a realizar tratamientos inapropiados e incluso a la marginación y al aislamiento de las personas con epilepsia comprometiendo en definitiva su calidad de vida.

Por tanto, la mortalidad elevada en estos países se puede evitar si somos capaces de ayudar a su desarrollo económico, en dar una educación adecuada, una atención médica y un tratamiento apropiados. En la actualidad, se dispone de programas encaminados a difundir el conocimiento necesario para prevenir una gran cantidad de factores involucrados en el origen de la epilepsia en países con recursos económicos bajos. Programas de control del embarazo y apoyo en el parto, por ejemplo, durante la gestación se realizan controles ecográficos que pueden detectar malformaciones congénitas; durante el parto, una atención adecuada va a evitar que el niño pueda sufrir complicaciones como la falta de oxígeno, ya que es una causa importante de epilepsia en los niños. Además, otros programas como la difusión de educación encaminada a promover el uso de protección, como los cascos para evitar golpes en la cabeza en los conductores de motocicletas o en quienes trabajan en la construcción, ya que son una causa importante de crisis epilépticas en estos países. Además, dar difusión de programas preventivos para evitar infecciones por parásitos que pueden producirse en el cerebro, como la meningitis o menigoencefalitis causadas, por ejemplo, por la cisticercosis, el paludismo o el dengue. También es importante dar difusión a programas de educación en la alimentación saludable y actividad física continuada para evitar enfermedades cerebrovasculares, como los infartos en el cerebro, también conocidos como ictus o infarto cerebral, ya que es una causa importante de epilepsia en las personas mayores.

Mito: la epilepsia no tiene cura

¿Sabías que en los últimos 10 años hemos aprendido más acerca de nuestro cerebro que en toda la historia de nuestra existencia? Estos logros se deben en gran medida al espectacular desarrollo de las nuevas tecnologías, las cuales facilitan la investigación en neurociencias y nos permiten conocer avances día a día con una enorme cantidad de información que nos ayuda al desarrollo de nuevas estrategias para el tratamiento que antes se desconocían.

Es una de las enfermedades neurológicas crónicas más comunes. Aun así, su desconocimiento alimenta mentiras basadas en mitos y leyendas que permiten asumir que es una enfermedad grave que no tiene tratamiento efectivo o curativo aún en nuestros días. También se dice que los fármacos que existen para la enfermedad actualmente son muy fuertes, con muchos efectos secundarios, que quienes toman tratamiento con fármacos tienen mucho sueño y se sienten como drogados durante el día, que con el tiempo se hacen dependientes de un fármaco para toda la vida... Esta desinformación produce desconfianza e incertidumbre que lleva en muchas ocasiones a dejar de tomar el tratamiento que recomienda el médico y a buscar métodos alternativos no fiables o engañosos con las consecuencias que ello conlleva.

Para dar respuestas que puedan erradicar mentiras que tanto daño hacen han surgido una serie de preguntas relacionadas con el tratamiento en la epilepsia que quiero argumentar con verdades basadas en evidencias científicas.

¿Es cierto que la epilepsia no tiene cura o no tiene un tratamiento efectivo?

Sí se cura. Hay casos en los que se produce de forma espontánea; otros, a través de medicamentos, y otros, mediante intervenciones quirúrgicas y otras técnicas cada vez con mayor precisión y mínimamente invasivas. El mayor porcentaje de personas con epilepsia que experimenta una curación espontánea, por lo general, suele tener lo que se llama síndrome epiléptico edad-dependiente. Las personas que la padecen, al sobrepasar determinada edad, quedan libres de crisis; por ejemplo, la epilepsia benigna de la infancia o la epilepsia con crisis de ausencia que al sobrepasar la segunda década de vida, por lo general, se cura sin precisar ningún tratamiento farmacológico. Otro ejemplo es el del reconocido Alfred Nobel, quien tuvo crisis epilépticas durante su infancia y de adulto no presentó ninguna llegando a ser un reconocido químico, ingeniero, escritor e inventor, recordado principalmente por la invención de la dinamita y por crear los prestigiosos premios que llevan su nombre, un galardón internacional otorgado anualmente para reconocer a personas o instituciones que hayan llevado a cabo investigaciones, descubrimientos o contribuciones notables a la humanidad.

En otro grupo ya adulto o anciano, puede presentar una curación también espontánea; en estos casos, los neurólogos informamos de que la epilepsia se ha resuelto. Para considerar que lo anterior sea un hecho, tiene que existir ausencia de crisis durante diez años o no estar recibiendo tratamiento farmacológico para la enfermedad en los últimos cinco años. No obstante, cuando se dice que se ha resuelto implica que la persona ya no la tiene, pero no garantiza que no la vuelva a padecer. La posibilidad de que vuelvan a aparecer las crisis disminuye con el paso del tiempo considerándose que después de diez años sin tratamiento farmacológico y sin crisis el riesgo es muy bajo.

Sobre todo, debemos saber que las personas con epilepsia tienen una enfermedad que se puede tratar de forma efectiva. Al iniciar tratamiento con un fármaco, aproximadamente el 50% de los pacientes consiguen un control temprano de las crisis. En un 20% a 25% van a controlar las crisis tras realizar un cambio o uso de la combinación de dos o más fármacos. Entre un 20% a 30% conforman el grupo conocido como epilepsia de difícil control o farmacorresistente, lo que quiere decir que los fármacos no son del todo efectivos. En este grupo hay otras alternativas de tratamiento que conoceremos a continuación.

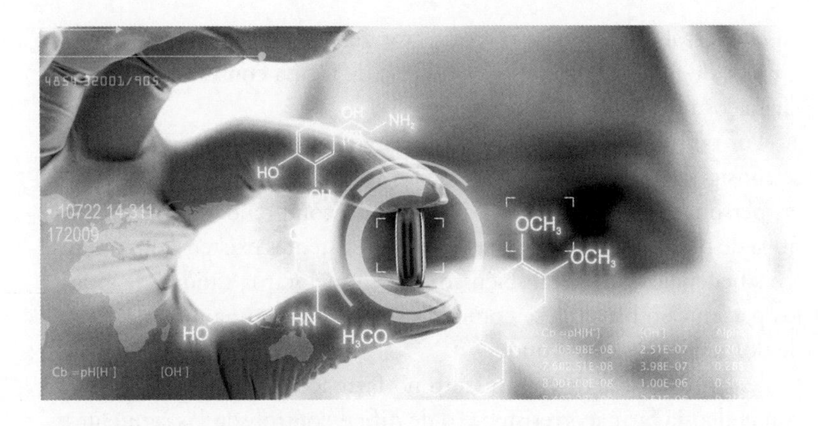

No obstante, la ciencia avanza cada segundo y cada día hay nuevos descubrimientos que permiten nuevas posibilidades de tratamientos para las personas con epilepsia de difícil control.

Tratamiento con fármacos antiepilépticos

En el momento actual existen en el mercado más de 20 fármacos para su tratamiento. El objetivo médico principal del tratamiento con fármacos no solo es controlar o eliminar las crisis epilépticas. Además, se busca evitar efectos secundarios a corto y largo plazo y conseguir una mejor calidad de vida para el paciente y su familia.

Un dato importante que no siempre se conoce es que los medicamentos utilizados «no son antiepilépticos». Esto se comprende mejor si conocemos que el mecanismo principal es evitar el inicio o la generación o la extensión o propagación de las crisis epilépticas. De esta forma, se impide la aparición y propagación de una descarga epiléptica logrando eliminar o disminuir la intensidad de una crisis, llegando a reducir su frecuencia y gravedad con eficacia. Por lo general, los fármacos no eliminan ni modifican el problema que generan las crisis epilépticas, por lo que en realidad son medicamentos anticrisis o anticonvulsivos. No se consideran fármacos antiepilépticos, ya que estos no eliminan la causa, son sintomáticos, lo que quiere decir que es necesario tomar el tratamiento de forma correcta y continuada para conseguir el control de las crisis. Conocer este aspecto no nos debe desalentar, por el contrario, nos debe motivar a un cumplimiento adecuado para lograr eficacia en el control de las crisis. El exdirector general de salud de los Estados Unidos de América Everett Koop decía de forma contundente que «los fármacos no funcionan si no se toman».

Por tanto, con más de 20 medicamentos disponibles en el mercado se consigue un excelente control de las crisis hasta en un 70% a 80% de las personas con epilepsia. Y para el grupo comprendido en ese 20% a 30% de personas con epilepsia farmacorresistentes existen otras alternativas beneficiosas, que también consiguen mejorar la calidad de vida de los pacientes o buscan ese cometido consiguiendo una mejoría en más de dos tercios de este grupo.

Las alternativas de tratamiento no farmacológico para las personas con epilepsia farmacorresistente o de difícil control son las siguientes:

a) Tratamiento quirúrgico o cirugía de la epilepsia.
b) Tratamiento por radiocirugía estereotáctica.
c) Tratamiento a través de la estimulación del nervio vago.
d) Tratamiento a través de la estimulación del nervio trigémino.
e) Tratamiento a través de estimulación eléctrica profunda y estimulación eléctrica cortical en zonas epileptógenas.
f) Tratamiento a través de estimulación magnética transcraneal.
g) Tratamiento a través de la dieta cetogénica.

A) Tratamiento quirúrgico o cirugía de la epilepsia

Seguro que hemos escuchado en alguna ocasión la pregunta: ¿la epilepsia se puede tratar con cirugía? La respuesta es sí, se puede tratar con cirugía. Las personas que tienen epilepsia también tienen la posibilidad de recibir un tratamiento a través de una intervención quirúrgica, que tendrá que ser estudiada según el tipo en un centro especializado para plantear un procedimiento de forma individualizada.

Otras grandes preguntas son:

¿Qué es y en qué consiste la cirugía?

Consiste en una intervención neuroquirúrgica que se realiza a una persona con epilepsia que se puede beneficiar de la intervención con la finalidad principal de disminuir, prevenir o, si se puede, eliminar las crisis epilépticas.

¿Se puede tratar con cirugía a todos los que la padecen?

La respuesta es no. Las guías a nivel mundial recogen las recomendaciones de instituciones sólidas, como la Sociedad Americana de Neurología y Neurocirugía y la Federación Europea de Sociedades Neurológicas, las cuales recomiendan enviar a unidades de cirugía de epilepsia a personas donde el tratamiento con fármacos ha fracasado y que cumplan con los siguientes criterios y no tengan contraindicaciones:

- Diagnóstico confirmado de epilepsia de forma absoluta.
- Epilepsia resistente al tratamiento con fármacos con crisis epilépticas incapacitantes y con impacto de la enfermedad en la vida diaria o en el desarrollo psicosocial o efectos secundarios graves o intolerables del tratamiento farmacológico.
- Tener la localización del área del cerebro que se pueda extirpar o intervenir por medio de la cirugía habitual con corte o incisión o en la cual se pueda realizar la destrucción controlada del tejido localizado mediante la aplicación de energía, ya sea mediante radiofrecuencia, láser o ultrasonidos.
- Tener la localización del área del cerebro, que aunque no se pueda extirpar completamente, se considere que la cirugía mejore las crisis con secuelas aceptables en equilibrio o considerando la gravedad de las crisis epilépticas y situación de calidad de vida.
- Compromiso y motivación del paciente y los familiares para aceptar los procedimientos prequirúrgicos, la intervención y el seguimiento posterior.
- Que no existan criterios de exclusión o situaciones que contraindiquen la cirugía.

Las situaciones que contraindican la cirugía deben estudiarse de forma individualizada, aunque de forma general conocemos las siguientes situaciones:

- Epilepsia secundaria a enfermedad metabólica, degenerativa u otra neurológica progresiva y grave del cerebro, con excepción de la encefalitis de Rasmussen.
- Aunque no es una contraindicación absoluta para la cirugía que se debe valorar de forma individualizada, la discapacidad intelectual con cociente intelectual inferior a 70 es un factor de peor pronóstico a tener en cuenta.

- La edad no es una contraindicación para la cirugía. Aunque se ha observado mayor índice de algún tipo de complicación en pacientes mayores de 50 años. Se debe valorar el pronóstico de complicaciones posterior a la cirugía en áreas de la memoria y la nominación en relación con la edad. Actualmente, se lucha para que la cirugía de la epilepsia sea considerada de forma temprana en candidatos que así lo requieran. Por tanto, se debe valorar individualmente la relación riesgo-beneficio en pacientes de edad avanzada o edades precoces.
- Las enfermedades psiquiátricas tampoco son una contraindicación absoluta que se debe valorar de forma individualizada.
- Enfermedades médicas concomitantes de gravedad que puedan comprometer el pronóstico vital o funcional como un cáncer o enfermedades degenerativas progresivas e irreversibles o que contraindiquen la cirugía por el alto riesgo quirúrgico.

En los casos seleccionados según la causa de la enfermedad, la cirugía ha demostrado ser de gran beneficio observando que hasta en dos terceras partes de pacientes se elimina o se consigue el control de las crisis de forma adecuada. Incluso se ha podido observar en estudios de seguimiento que en determinadas personas el beneficio es mayor o superior al mejor tratamiento con fármacos si tenemos en cuenta el control de las crisis epilépticas y la recuperación de la calidad de vida. No obstante, es muy importante conocer que a pesar del control de las crisis tras la cirugía, se debe continuar un tratamiento con fármacos y valorar su reducción de forma progresiva según evolución. De igual forma, existe el dilema sobre si los fármacos se deben retirar completamente al desconocerse la probabilidad de tener nuevas crisis epilépticas en ausencia del tratamiento. Sin embargo, la retirada constituye una opción razonable a valorar con su médico en quien haya presentado una disminución prolongada de crisis epilépticas (entre tres, cinco a diez años sin crisis), si bien la decisión debe ser individualizada tras evaluar varios aspectos como los beneficios físicos, cognitivos, psicológicos y económicos que puede suponer la recaída con nuevas crisis tras la retirada del tratamiento.

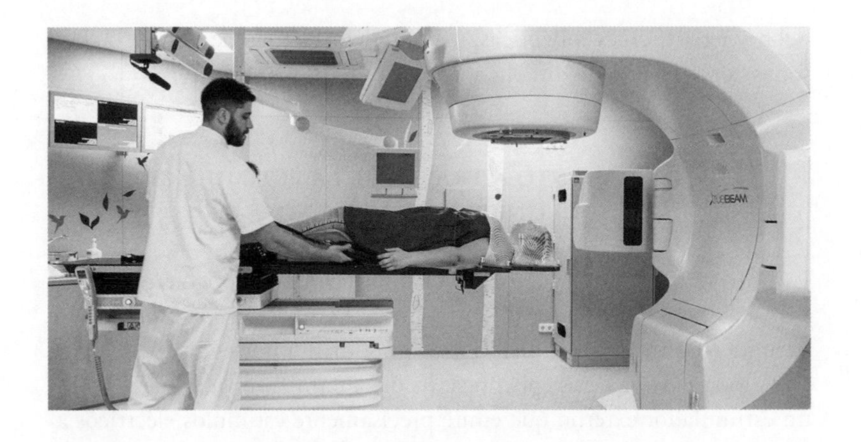

B) Tratamiento por radiocirugía estereotáctica

Los avances científicos permiten contar con procedimientos no invasivos con excelentes resultados. La radiocirugía estereotáctica es una técnica terapéutica avanzada no invasiva que consiste en aplicar radiación externa en altas dosis en un volumen de tejido cerebral muy localizado y reducido. La finalidad es que la radiación externa provoque la destrucción del tejido que la produce. Es una técnica consolidada como tratamiento muy efectivo, por ejemplo, en malformaciones arteriovenosas (MAV) y en ciertos tipos de tumores cerebrales benignos y malignos de pequeño tamaño. Esta técnica precisa tecnología especial, por lo que actualmente se realiza en pocos centros especializados.

C) Tratamiento a través de la estimulación del nervio vago

Es un tratamiento que se usa asociado a fármacos anticonvulsivos en personas con epilepsia de difícil control. Es una técnica especial que permite realizar un tratamiento neuromodulador que evita que se inicie o se propague una crisis epiléptica. Para este tipo de tratamiento se precisa la implantación de un generador de estímulos bajo la piel del tórax, similar a un marcapasos, que emite impulsos eléctricos a través de un cable que rodea al nervio vago. Los impulsos eléctricos consiguen efectos anticonvulsivos por las conexiones del nervio vago con regiones cerebrales a nivel cortical y subcortical mostrando eficacia en la reducción del número de crisis epilépticas, mejorando la calidad de vida de las personas con epilepsia de difícil control.

D) Tratamiento a través de la estimulación del nervio trigémino

Es un tratamiento que se usa asociado a fármacos anticonvulsivos en personas con epilepsia de difícil control. Es una técnica especial que permite realizar un tratamiento neuromodulador que evita que se inicie o se propague una crisis epiléptica. Es un tratamiento en el que se aplica un estimulador externo que emite precisamente estímulos eléctricos al nervio trigémino a través de cables conectados con electrodos adhesivos en la frente de la persona con epilepsia. Es una técnica segura y bien tolerada, fácil de usar, de bajo coste y mínimos efectos secundarios, que podría ser útil añadida al tratamiento con fármacos en pacientes con epilepsia de difícil control.

E) Tratamiento a través de estimulación eléctrica profunda y estimulación eléctrica cortical en zonas epileptógenas

Es un tratamiento que se usa asociado a fármacos anticonvulsivos en personas con epilepsia de difícil control. Es un procedimiento invasivo que utiliza electrodos intracerebrales con la finalidad de inhibir la propagación de las crisis epilépticas o modificar su umbral. Se ha aplicado estimulación eléctrica con electrodos profundos sobre diferentes regiones, como en el cerebelo, sustancia negra, núcleo subtalámico, diversas regiones del tálamo, de los ganglios basales y zonas que producen la epilepsia en la corteza cerebral. Son procedimientos en constante investigación en busca de alternativas de tratamiento para la epilepsia de difícil control.

F) Tratamiento a través de estimulación magnética transcraneal

Es un procedimiento no invasivo en busca de un tratamiento neuromodulador que actualmente se encuentra en fase de investigación, el cual

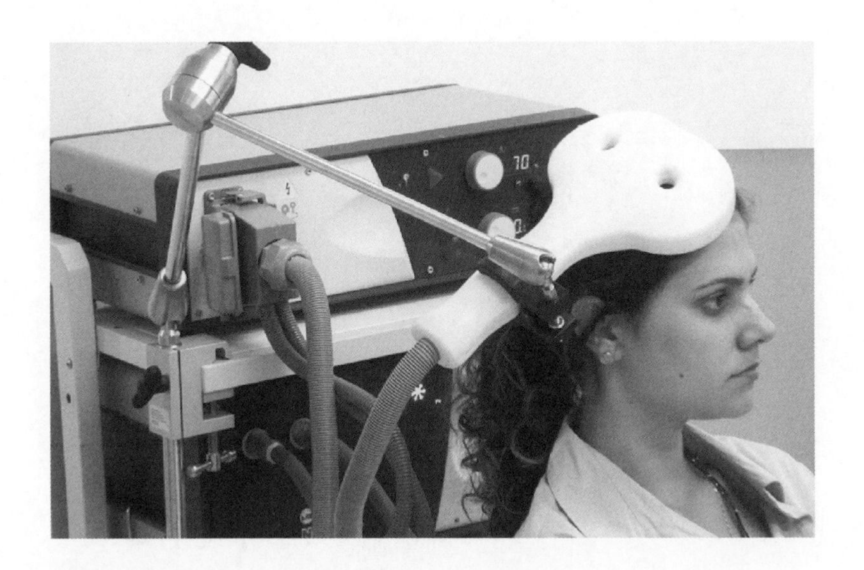

todavía no ha demostrado resultados concluyentes que apoyen su uso generalizado en personas con epilepsia de difícil control. Consiste en un principio de inducción eléctrica muy seguro, se realiza a través de hacer circular una corriente de gran intensidad y corta duración a través de una bobina de cobre (*coil*) que se ubica cerca del cuero cabelludo. El campo magnético inducido atraviesa el cuero cabelludo y el hueso del cráneo generando una corriente eléctrica a nivel de la corteza, que es un medio conductor con fines de neuromodulación, que sea capaz de modificar el umbral o inhibir el inicio o propagación de crisis epilépticas. Actualmente, su aplicación se realiza en casos muy seleccionados.

G) Tratamiento con dieta cetogénica

Es una alternativa eficaz de tratamiento en casos seleccionados de epilepsia de difícil control o farmacorresistente que se puede aplicar a niños, adolescentes y adultos. Este tratamiento se realiza cuando han fracasado otras alternativas de tratamientos y toleran la dieta. Además, se realiza en las que presenten déficit del transportador de glucosa GLUT-1 y en el déficit de piruvato deshidrogenasa. Es un anticonvulsivo no farmacológico basado en un aporte nutricional importante de grasa, bajo en glúcidos y controlado en proteínas a realizar bajo supervisión de personal médico especializado.

Ningún mar en calma hizo experto a un marinero
Anónimo

Tercera parte

Conocimiento indispensable para actuar ante una crisis. Aspectos médico-legales. Mentalidad del cambio

Qué hacer y qué no hacer si presenciamos una crisis epiléptica

¿Sabías qué?... las personas con epilepsia se enfadan cuando metes algo en su boca durante una crisis?
Cuando una persona sufre una crisis epiléptica o cae desplomada al suelo, «no hay que meter nada en la boca, la lengua no se traga», como ya hemos observado en el capítulo llamado «Convulsionó y se tragó la lengua». Esta es una práctica peligrosa. Si introducimos los dedos podemos sufrir corte, amputación o fractura debido a la potencia de presión ejercida por la mandíbula durante una crisis. Además, si metemos algún objeto como palo o bolígrafo, la persona que está en el suelo puede sufrir fractura de dientes o del maxilar y heridas cortantes o erosiones en boca y lengua. El disgusto puede ser impresionante al recuperar la conciencia. Se encontrará que no solo ha tenido la mala suerte de haber tenido una crisis en la calle, sino que además le hemos podido hacer daño.

¿Tras una crisis epiléptica hay que llamar o acudir siempre a los servicios de urgencias o emergencias?

La respuesta es no, a pesar de que en las películas o series de televisión muestran que tras una crisis las personas requieren asistencia médica inmediata para detener las convulsiones. Las crisis epilépticas suelen ser autolimitadas, durar poco tiempo y se recuperan espontáneamente sin necesidad de administrar medicamentos ni de que hagamos nada especial. Si se trata de una persona con epilepsia con diagnóstico conocido, si tiene una crisis similar a las habituales, por lo general la familia sabe gestionarla de forma correcta, por lo que no necesitan acudir al servicio de urgencias.

La familia también sabe que las crisis se pueden desencadenar ante situaciones como la falta de sueño, no tomar la medicación de forma correcta o situaciones de mayor estrés al habitual, por lo que gestionar esta situación es clave y no es necesario acudir a un servicio de urgencias o modificar el tratamiento farmacológico habitual.

¿Qué debemos hacer si presenciamos una crisis?

Lo primero es mantener la calma, ya que nos va a permitir gestionar la situación con eficacia. Si guardamos la calma, quienes nos rodean también lo harán y podrán colaborar.

Tomar nota del inicio de la crisis, por lo general estas duran entre segundos y de 2 a 3 minutos, aunque nos pueden parecer una eternidad.

Ante una crisis generalizada, si la persona está en el suelo inconsciente debemos colocarla de lateral o de lado, lo que se conoce como «posición de seguridad». Si está en el suelo, no intentar desplazar a otra zona. La boca debe estar inclinada hacia el suelo para que las secreciones o en caso de vómito se eliminen con facilidad para despejar las vías respiratorias.

Aflojar la corbata, el cinturón o ropa ajustada.

Lo siguiente es pedir ayuda para despejar la zona, eliminar objetos peligrosos que estén alrededor, proteger la cabeza y el cuello poniendo algo blando como, por ejemplo, un abrigo para evitar golpes.

Al finalizar la crisis, comprobar que respira bien.

Debemos estar a su lado en lo posible hasta que recupere la conciencia por completo, esperar a que sea capaz de comunicarse con su familia o asegurarnos de que la persona está orientada, de que habla de forma coherente y puede seguir su camino.

Lo que nunca debemos hacer ante una crisis epiléptica

Nunca meter nada en la boca, no intentar abrírsela para evitar que se muerda o se trague la lengua. Podemos hacer mucho daño más que beneficio. Durante la crisis, en ocasiones, nos puede impresionar que se esté quedando sin respiración, podemos escuchar ronquidos o ruidos que pueden durar segundos debido a la contracción o rigidez de los músculos respiratorios. Después de unos segundos, la respiración se reanuda espontáneamente.

No dar medicamentos, alimentos o agua hasta que esté totalmente consciente.

No intentar sujetar o aplacar o detener la crisis, simplemente, proteger para que no se golpee.

No intentar realizar la reanimación, no zarandearle para que despierte.

¿Cuándo debemos acudir a un servicio de urgencias tras una crisis?

— Cuando durante la crisis haya existido algún golpe en cabeza o alguna zona del cuerpo que precise valoración médica.
— Cuando se trate de una mujer embarazada.
— Si es una primera crisis.
— Cuando las crisis se repiten en corto periodo de tiempo o son varias en el mismo día.
— Cuando después de la crisis no recupera de forma correcta la conciencia pasados unos minutos.
— Si es una persona con epilepsia con diagnóstico conocido y las crisis son diferentes a las habituales.
— Cuando las crisis duran más de 5 minutos.
— Cuando la persona presenta fiebre, ha vomitado o impresiona mal estado general.

Algunos aspectos médico-legales que debemos conocer

¿Sabías qué?... Si tienes epilepsia estás obligado a informar a las compañías de seguros. De no hacerlo, el seguro puede perder validez. Por ejemplo, los seguros de vehículos en caso de accidente no cubren gastos independientemente de la causa o culpabilidad. Sin embargo, debemos saber que tenemos derecho a una cobertura de seguros igual que cualquier otra persona.

¿Pueden conducir?

La respuesta es sí. El permiso de conducir es un derecho de todo ciudadano que cumple los requisitos de aptitud física y mental especificados en la ley. La Unión Europea considera la normativa sobre el permiso de conducir como un elemento indispensable en la política común de transporte, en la seguridad vial y en la libre circulación y residencia de las personas. En España, la legislación vigente en el apartado de epilepsia está recogida en el Reglamento General de conductores.

Existen cuatro categorías para vehículos a motor con indicaciones de edades mínimas para poder acceder al permiso de conducir:

— A: ciclomotores y motocicletas. Según potencia.
Edad ≥ 15-21 años.

— B: automóviles particulares. Según peso y remolque.
  Edad ≥ 18 años.
— C: automóviles de transporte público, con menos de ocho
  pasajeros y según masa total.
  Edad ≥ 21 años.
— D: automóviles de transporte público, con más de ocho
  pasajeros y según masa total.
  Edad ≥ 21-24 años.

A la hora de obtener o prorrogar el permiso de conducir ordinario hay dos grupos. En el grupo I se incluyen vehículos de motor de dos ruedas y turismos para uso particular, con la posibilidad de utilizar un remolque que no exceda los 750 kg de peso, categorías A y B. En el grupo II se incluyen conductores profesionales dedicados al transporte de personas y mercancías, categorías C y D.

Las personas con epilepsia que aspiren a obtener o prorrogar el carné de conducir deberán aportar un informe de un neurólogo en el que se debe informar:

— El diagnóstico etiológico o sindrómico.
— El cumplimiento del tratamiento.
— Frecuencia de las crisis, el tipo de crisis, horario de
  presentación y especificar periodo libre de crisis en los últimos
  meses.
— Informar de que el tratamiento farmacológico no dificulta la
  conducción.

Los periodos de vigencia de los permisos de conducir en las personas con esta enfermedad se ven reducidos en la mayoría de los casos respecto a la población general. Los conductores profesionales que se encuentran en el grupo II, las condiciones son mucho más restrictivas en todos los aspectos.

¿Tienen más accidentes de coche?

La respuesta es no; es más, se puede decir que conducen con más precaución que la población general. Estudios muy serios han demostrado que las personas que están libres de crisis durante seis o más meses tienen 87% menos de probabilidad de tener un accidente relacionado con las crisis epilépticas y se desconoce cuántos de estos accidentes son atribuibles a la enfermedad. Además, en general, tienen una menor frecuencia de accidentes que el resto de la población.

¿Los seguros son más caros?

No deben ni tienen que ser más caros, a no ser que tenga historial o antecedente de haber sufrido algún accidente de tráfico. Un consejo es no olvidar estudiar los precios del mercado y buscar la mejor oferta como lo haría cualquier otra persona. Se recomienda hacerlo de forma presencial, ya que cuando vemos a una persona en directo ayuda a eliminar el prejuicio o prototipo erróneo sobre la persona con epilepsia y sus capacidades.

¿Pueden donar sangre?

Tienen restricciones para donar sangre. Existe un real decreto que establece las condiciones para donación sanguínea. En él se considera que hay exclusión definitiva si existe historia de crisis activa y están recibiendo tratamiento con fármacos para la epilepsia. Pueden donar sangre, las que en los últimos tres años no hayan presentado crisis y no estén recibiendo tratamiento con fármacos para la epilepsia.

¿Pueden desarrollar cualquier trabajo o profesión?

Por hecho de padecer una enfermedad neurológica, tienen legalmente limitadas sus oportunidades laborales. Estas limitaciones las podemos ver en la legislación española que establece restricciones legales-laborales e inhabilita para la práctica o desarrollo de un grupo de trabajos o actividades profesionales. Se argumenta que puede suponer una situación de riesgo para la persona con epilepsia o para otras. Sin embargo, la Constitución española recoge el derecho y el deber de trabajar de todos los españoles en una profesión libremente elegida, con una remuneración suficiente para satisfacer sus necesidades y las de su familia, sin que en ningún caso pueda hacerse discriminación por causa alguna, lo cual obviamente en el caso de las personas con epilepsia no siempre se lleva a cabo.

En el capítulo «Mito: las personas con epilepsia no pueden trabajar» vemos ejemplos de profesiones, carreras u ocupaciones que legalmente no puede desarrollar o llevar a cabo una persona con diagnóstico de epilepsia.

¿Pueden realizar cualquier tipo de deporte?

Por el hecho de padecer una enfermedad neurológica, tienen legalmente limitados determinados deportes que precisen licencias federativas en deportes de motor, subacuáticas, aeronáuticas o que precise uso de armas como la caza o el tiro deportivo.

¿Pueden solicitar una discapacidad?

Más del 70% de las personas con epilepsia no van a necesitar la valoración para una discapacidad. No obstante, la OMS modificó el término «minusvalía» para utilizar en su lugar el de «discapacidad» a raíz de su connotación peyorativa. De la misma forma, el real decreto modificó la terminología empleada de «minusvalía» que viene a ser sustituida por la de «discapacidad». Por tanto, el certificado de grado de discapacidad es un documento oficial expedido por la Administración pública con base en un real decreto mediante el cual se acredita la condición temporal o definitiva de la discapacidad. La discapacidad es el resultado de la valoración de un equipo de profesionales que incluye una valoración médica, psicológica y social. La legislación española considera a una persona discapacitada cuando ha perdido como mínimo 33% de la capacidad que como persona le corresponde.

Criterios de valoración para el certificado de discapacidad

En la valoración que realizará el tribunal médico a la persona con epilepsia se recomienda tener en cuenta los siguientes aspectos que pueden resultar de gran importancia para la concesión de un grado de discapacidad igual o superior al 33%. Se deberá incluir:

— La correcta y continuada medicación del paciente con todos los fármacos indicados por el equipo médico. Solo serán valoradas aquellas personas que cumplan adecuadamente el tratamiento.
— Personas con epilepsia que hayan tenido alguna crisis en el último año, si no fuera así no se valorará la concesión del certificado.
— Adjuntar todos los informes médicos disponibles, incluidos los psicológicos, ya que este aspecto puede resultar definitivo para que, junto a la propia enfermedad, se alcance el 33% solicitado.
— La evaluación de la discapacidad se aplica según los criterios que figuran en el real decreto.

- Clase 1: 0%. Paciente con alteración episódica de la conciencia, vigilia, alerta, sueño o epilepsia, correctamente tratado. El grado de discapacidad es nulo.
  Capacidad laboral: en general completa, salvo raras excepciones, como profesiones que estén específicamente reguladas.

- Clase 2: 1-24%. Paciente con alteración episódica de la conciencia, la vigilia, la alerta o el sueño o epilepsia, correctamente tratado y presenta menos de un episodio mensual. Con excepción de las ausencias y crisis parciales simples, en las que la frecuencia podrá ser superior a una crisis al día. Estas formas clínicas tendrán una valoración máxima de 24%. El grado de discapacidad es leve.
  Capacidad laboral: Completa, salvo profesiones cuya ergonomía comporte alta exigencia de: cargas sensoriales intensas o alta discriminación sensorial; riesgo elevado de accidentes; profesiones reguladas específicamente.

- Clase 3: 25-49%. Paciente con alteración episódica de la conciencia, la vigilia, la alerta y el sueño o epilepsia (excepto ausencias y crisis parciales simples), correctamente tratado y presentan de 1 a 3 episodios mensuales que, en situaciones diferentes de la epilepsia, deberán tener la siguiente característica: los episodios, incluida la reacción postconfusional, se presentan de modo continuado o

intermitente con duración superior a 4 horas diurnas por día. El grado de discapacidad es moderado.
Capacidad laboral: podrá desempeñar profesiones cuyas exigencias ergonómicas no se vean limitadas por disfunciones neurológicas del paciente.

- CLASE 4: 50%-70%. Paciente con alteración episódica de la conciencia, de la vigilia, de la alerta y el sueño o epilepsia (excepto ausencias y crisis parciales), correctamente tratado y presentan 4 o más episodios mensuales que en situaciones diferentes a la epilepsia deberán tener la siguiente característica: los episodios, incluida la reacción postconfusional, se presentan de modo continuado o intermitente, con una duración superior a 4 horas diurnas por día. El grado de discapacidad es grave.
Capacidad laboral: limitada a tareas laborales marginales o tutorizadas.

- CLASE 5: 75%. Paciente con alteración episódica de la conciencia, de la vigilia, de la alerta y el sueño o epilepsia, correctamente tratado y depende de otra persona para realizar las actividades de autocuidados. El grado de discapacidad es muy grave.
Capacidad laboral: no conserva capacidad.

DOCUMENTOS CON LA INFORMACIÓN NECESARIA QUE SE DEBE APORTAR A LA SOLICITUD DE DISCAPACIDAD

La solicitud del certificado de discapacidad va acompañada de los informes que la avalan, por lo que es importante que estos contengan la siguiente información:

— Fecha y situación clínica en el momento de presentar la solicitud del certificado.
— Redactados de manera concisa y objetiva, evitando ambigüedades.
— Incluir todos los antecedentes médicos del paciente y adjuntar los informes de todos los especialistas.

Aspectos de responsabilidad civil que deben conocer

La epilepsia no constituye causa de incapacidad por sí sola, salvo matices y condiciones asociadas como retraso mental o deterioro intelectual...

Todos tenemos capacidad de tener y ejecutar derechos y obligaciones como consentir un tratamiento, gestionar nuestros bienes, hacer testamento...

Siempre deberá responder civilmente de los daños ocasionados, ya sea de forma personal o a través de un tutor legal si existe incapacitación o tiene a la persona con epilepsia bajo su custodia.

Aspectos de responsabilidad penal que deben conocer

La persona con epilepsia es responsable de sus actos, por tanto existe imputabilidad o capacidad de culpabilidad. Según el Código Penal se señala como exento de responsabilidad quien al cometer la infracción penal sufra una anomalía o perturbación psíquica que le impida comprender la licitud o ilicitud de sus actos.

Finalmente, debemos conocer el gran trabajo y los objetivos primordiales de las organizaciones contra la epilepsia y de las diferentes asociaciones. El objetivo primordial es trabajar para mejorar la calidad de vida de estas personas y su entorno. Las estrategias para conseguirlo están centradas en ofrecer diferentes servicios que incluyen sistemas de apoyo y de formación, instalaciones de cuidados suplementarios, sistemas de evaluación y rehabilitación, servicios de asesoramiento, servicios de defensa jurídica y promoción de acciones legislativas.

Es necesario seguir brindando apoyo de forma continua a estas organizaciones y a las organizaciones afines, para mejorar su calidad de vida a través de la divulgación del conocimiento e impulsar la investigación sobre la enfermedad y promover propuestas legislativas para hacer llegar a los organismos competentes.

Sé el cambio que quieras ver en el mundo

Si has llegado hasta aquí me hace especial ilusión y espero que lo que hayas aprendido, al menos algo, lo puedas aplicar en tu vida o lo utilices para ayudar a quien lo necesite. Y como ves, no es el final del libro, la finalidad es que sea el inicio de muchos cambios positivos para ti y nuestra sociedad. Pero para conseguirlos tenemos que creer que podemos lograrlo y adquirir el compromiso y la determinación de querer cambiar. No te preocupes porque no tendremos que hacer nada que no seamos capaces de hacer, ni vamos a tener que cambiar nuestras vidas de forma brusca, ya que llevar a cabo acciones diferentes de esta forma suele llevarnos al fracaso. De lo que se trata es de hacer pequeños cambios graduales que crearán el camino a una vida mejor. Un secreto que nos puede ayudar a conseguir cambios positivos en nuestra vida, y en nuestra sociedad, es tener una mentalidad positiva que nos permita creer que podemos lograr todo lo que deseamos para fortalecer nuestra autoestima. Tenemos que pensar con convencimiento en la vida que queremos vivir y seguro que lo conseguimos.

¡Y así llegamos al inicio! Sí, al inicio del cambio. Con toda esta información tenemos que iniciar cambios: las personas con epilepsia, nuestra familia y nuestra sociedad, todos debemos buscar una transformación. Para lograrlo tenemos que poner en práctica aquello que dice: «Sé el cambio que quieras ver en el mundo». Y el más importante es mostrar una gran verdad: «Las personas con epilepsia tienen cualidades y capacidades similares a cualquier otra». Si lo conseguimos, te aseguro que el mundo va a ser un lugar mucho más agradable para todos.

Un cambio importante para lograr este objetivo debe ser trabajar la empatía, ya que es el mejor instrumento que poseemos para comprender a los demás, nos permitirá evitar realizar valoraciones imprecisas para eliminar prejuicios y prototipos erróneos sobre las personas. Es evidente que por naturaleza hacemos juicios de valores de forma constante que nos llevan a un auténtico sesgo donde influye lo que vemos, lo que escuchamos, prototipos y percepciones. Mamo Gutiérrez nos contaba con maestría que «gran parte en lo que creemos no lo hemos conocido en primera persona, nos lo han contado». Entendemos el mundo a partir de imágenes, relatos, notas de prensa, vídeos, películas y, sobre todo, los medios de comunicación. Entonces, si nuestro modo de entender el mundo, y de habitarlo, depende de nuestra fuente de información, más vale que sean confiables... Evitar los prejuicios y prototipos nos permitirá eliminar los estigmas que es una condición, un atributo, un rasgo o un comportamiento que hace que las personas con esas características sean incluidas en una categoría o grupo social que puede generar una respuesta negativa de discriminación y que se les vea como inaceptables o inferiores. El estigma en las personas con epilepsia es una etiqueta, una marca, es estar señalado; además, acarrea reacciones negativas de no aceptación y pérdida de estatus, son víctimas de prejuicio, de una opinión desfavorable acerca de algo que se desconoce aceptando estereotipos y creencias de imágenes o ideas asimiladas de generación en generación. Por eso es importante ponernos en el lugar de la persona. Así conseguiremos evitar realizar juicios de valor rápidos que puedan hacer daño a quienes atribuimos cualidades negativas que se forman por estereotipos creados a partir de prejuicios. Si ponemos en práctica la empatía, nos sorprenderá descubrir grandes personas.

Otro cambio importante es trabajar nuestra autoestima. Existen varias investigaciones muy serias que relacionan peor calidad de vida en las personas con problemas de autoestima y, en especial, con epilepsia. Por tanto, este cambio es fundamental, ya que va a fortalecer nuestra confianza. Fortalecerla significa tener mejores relaciones sociales y profesionales. Además, nos va a permitir aceptar críticas, tener una actitud positiva hacia nosotros mismos, hacia los demás y poder expresar libremente nuestros pensamientos, sentimientos y opiniones. Trabajar nuestra autoestima nos va a ayudar a comprender los errores sin sentirnos culpables, débiles o vulnerables, nos va a ayudar afrontar las inevitables dificultades que surgen en la vida para poder gestionar mejor nuestras emociones. Trabajar nuestra autoestima nos va a permitir considerarnos personas dignas, incluso cuando seamos criticados, ya que ahora no proviene de la aceptación de los demás. Por tanto, trabajar para tener una autoestima saludable nos llevará a ser felices y asumir que nos merecemos las cosas buenas que la vida nos tiene reservadas. El gran secreto es trabajar mucho en nosotros, el cambio sucede poco a poco, consiste en cambiar la opinión y creencia que tenemos de nosotros, quitar las opiniones dañinas como «soy una víctima de todo lo que me sucede, esto es lo que me ha tocado y no puedo cambiarlo». Debemos dar la vuelta a esta situación y saber que tenemos la capacidad para conseguir nuestros objetivos y que, si no lo hago yo, nadie lo hará por mí. En muchas ocasiones elegimos lo más fácil que es no mirar los problemas, pero esa aptitud no hace que los problemas desaparezcan.

Y el gran reto como sociedad debe ser conocer mejor la epilepsia. Varios estudios han demostrado que obtener un mayor conocimiento permitiría tener menor estigma. Por lo tanto, debemos seguir buscando estrategias entre todos, estos son algunos consejos para lograrlo:

— Aceptar que las personas con epilepsia tienen cualidades y capacidades similares a cualquier otra, con una condición diferente de salud, nos va a permitir evitar la discriminación y conseguir una mejor convivencia, así podremos evitar que se escondan. De esta forma, seguro tendremos la posibilidad de conocer grandes personas y profesionales, que podrán salir de la oscuridad para apoyar y fortalecer la autoestima de otras personas con epilepsia.

— Reconocer que desarrollan o pueden desempeñar un trabajo igual o mejor que muchas otras personas. Existen múltiples investigaciones al respecto que informan que las que realizan un trabajo tienen mejor calidad de vida, ya que asumen su integración sin discriminación.

— Debemos hablar de la enfermedad en todos los ámbitos de forma positiva, es importante estar involucrados como familia e informar a los amigos más cercanos del barrio, del colegio, de la universidad o del trabajo.

— Debemos reconocer y valorar nuestras habilidades, reconocer el esfuerzo para conseguir nuestras metas, trabajar la inteligencia emocional, esto nos ayudará a fortalecer nuestra confianza y conseguir nuestros objetivos.

— Debemos evitar comparaciones desfavorables y evitar la sobreprotección.

— Debemos evitar restricciones por temor a las crisis.
— Debemos incluir a la persona con epilepsia en la toma de decisiones relacionadas con expectativas razonables.
— Debemos evitar relacionar la epilepsia con discapacidad y minusvalía.

Y ante todo, aceptar que no hay nada mágico, todo necesita un esfuerzo y perseverancia, pero cada paso lleva un cambio positivo en nuestro cerebro que se llama plasticidad neuronal y que nos ayudará a conseguir nuestros objetivos. Si logramos realizar estos cambios, los beneficios serán maravillosos.

Y lo más importante es saber que todos podemos aportar para realizar estos cambios a través del conocimiento, debemos eliminar el «yo no puedo». En muchas ocasiones, tenemos pensamientos tóxicos interiorizados a través de etiquetas que nos condicionan el resto de nuestra vida haciéndonos creer que hay cosas que no podemos cambiar o hacer. Si crees que no puedes, no podrás. Si crees que puedes, sí podrás, las personas tenemos capacidades sorprendentes que nos permiten llegar a conseguir nuestros sueños con esfuerzo, disciplina y perseverancia. Recuerda, si otros lo han conseguido, tú también lo lograrás. No debemos olvidar que el conocimiento produce grandes cambios. Es posible modificar la conducta de forma individual y la de nuestra sociedad hacia la salud o la enfermedad. Por este motivo, tenemos que cambiar llevando esta información a toda nuestra sociedad empezando por nuestros hogares, nuestros colegios, nuestra sanidad, nuestras universidades, nuestros cuerpos de seguridad, nuestros pequeños y grandes empresarios y nuestros medios de comunicación. Estamos en un momento clave de realizar cambios en el que podemos aportar nuestro granito de arena y unirnos a la campaña global «Epilepsia fuera de las sombras» mostrando una imagen más ajustada a la realidad de las personas con epilepsia para fortalecer su autoestima dando a conocer sus capacidades potenciales que permitan su integración a nuestra sociedad.

Bibliografía

Beghi E., Carpio A., Forsgren L., *et al.* Recommendation for a definition of acute symptomatic seizure. Epilepsia 2010; 51: 671-5. doi: 10.1111/j.1528-1167.2009.02285.x.

Bakker D., Eccles F., Castell H. Correlates of stigma in adults with epilepsy: A systematic review of cuantitative studies. Epilepsy Behav. 2018; 83: 67-80.

Carod-Artal FJ., Vásquez-Cabrera CB. Anthropological study about epilepsy in native tribes from Central and South America. Epilepsia 2007; 48: 886-893.

Carod-Artal FJ., Vásquez-Cabrera CB. Pensamiento mágico y epilepsia en la medicina tradicional indígena. Rev Neurol, 26(154): 1998; 1064-1068.

Elferink JGR. Epilepsy and its treatment in the ancient cultures of America. Epilepsia 1999; 40: 1041-1046.

Epilepsy, seizures, physical exercise, and sports: A report from the ILAE Task Force on Sports and Epilepsy. Capovilla G., Kaufman KR., Perucca E., Moshé SL., Arida RM. Epilepsia. 2016 Jan; 57(1): 6-12. doi: 10.1111/epi.13261. Epub 2015 Dec 10. PMID: 26662920

Figueroa-Duarte, Ana Silvia y Campbell-Araujo, Oscar A. La visión de la epilepsia a través de la historia. Bol Clin Hosp Infant Edo Son, 2015; 32(2); 87-101.

Fisher RS., Van Ende Boas W., Blume W., *et al.* Epileptic seizures and Epilepsy: definitions proposed by the International League Against Epilepsy (ILAE) and the international Bureau for Epilepsy (IBE). Epilepsia 2005; 46: 470-2. doi:10.1111/j.0013-9580.2005.66104.x.

Fisher RS., Acevedo C., Arzimanoglou A., *et al.* A practical clinical definition of epilepsy. Epilepsia 2014; 55: 475-82. doi: 10.1111/epi.12550.

Fuente: H. Schneble, Krankheit derungezählten Namen, Huber-Verlag Bern, 1987, p. 9-11.

Guía Andaluza de Epilepsia 2020. Editorial Entorno digital. Madrid 2020. ISBN: 978-84-09-20877-7.

Kanner AM. Psychosis of epilepsy: a neurologist´s perspective. Epilepsy Behav. 2000; 1: 219-27.

Kanner AM., Barry JJ., Gilliam F., *et al.* Depressive and anxiety disorders in epilepsy: do they differ in their potential to worsen common antiepileptic drug-related adverse events Epilepsia 2012; 53: 1104-8. doi: 10.1111/j.1528- 1167.2012.03488.x.

https://www.healthychildren.org/Spanish/healthissues/conditions/seizures/Paginas/children-with-epilepsy-at-school.aspx

https://www.semanticscholar.org/paper/At-First-Sight%3A-Persistent-RelationalEffectsofSunnafrankRamirez/c600c9cc007c8b0372aeda002f000c95e9036264?p2df

https://www.youtube.com/watch?v=PE18Dnyp0vo

https://www.serargentino.com/gente/asi-somos/por-que-creemos-en-lo-que-creemos

https://www.lainformacion.com/opinion/strambotic/el-espiritu-que-te-atrapa-epilepticos-convertidos-en-magos/2805/

https://www.europapress.es/epsocial/noticia-epilepsia-africa-brujeria-hierbas-plegarias-20091207140951.html

Jilek-Aall, Louise. Morbus Sacer in Africa: Some Religious Aspects of Epilepsy in Traditional Cultures. Epilepsia, March 1999; Volume 40, Issue 3: 382-386,.

Lai, Chi-Wan y Lai, Yen-Huei C. History of Epilepsy in Chinese Traditional Medicine. Epilepsia, 1991; 32(3): 299-302.

Marinas A., Elices E., Gil Nagel A., Salas Puig J., Sánchez JC., Carreño M., *et al.* Sociooccupational and employment profile of patients with epilepsy. Epilepsy Behav. 2011; 21: 223-7.

Maguire M., Singh J., Marson A.. Epilepsy and psychosis: a practical approach. Pract Neurol. 2018;.18: 106-14.

Ngugi AK., Bottomley C., Kleinschmidt I., Sander JW., Newton CR. Estimation of the burden of active and live-time epilepsy: a meta-analytic approach. Epilepsia 2010; 51: 883-90.

Physical activity and epilepsy: proven and predicted benefits. Arida RM., Cavalheiro EA., Da Silva AC., Scorza FA. Sports Med. 2008; 38(7): 607-15. doi: 10.2165/00007256-200838070-00006. PMID: 18557661 Review.

Recomendaciones diagnósticas terapéuticas de la SEN 2019. Editorial Luzán 5 Health Consulting, S.A. Madrid 2019. ISBN: 978-84-17372-96-5.

Ruiz Ezquerro, JJ. La neurología en el Antiguo Egipto. Madrid: Sanidad y Ediciones; 2008.

Salman M., Shahar Y.K., Saad K., Naseebullah K., Shoab Saadat. Brief History of Epilepsy. SAS Journal of Medicine, Nov. 2018; 4(11): 186-188.

Viskin, D., Rosso, R., Havakuk, O., Yankelson, L., & Viskin, S. Attempts to prevent «tongue swallowing» may well be the main obstacle for successful bystander resuscitation of athletes with cardiac arrest. Heart Rhythm, 2017; 14(11), 1729–1734. Doi:10.1016/j.hrthm.2017.08.012

Winawer MR., Shinnar S. Genetic epidemiology of epilepsy or what do we tell families? Epilepsia. 2005; 46: 24-30